Der lange Schatten der Kindheit

Christian Firus

Der lange Schatten der Kindheit

Seelische Verletzungen und Traumata überwinden

Patmos Verlag

Wichtiger Hinweis:
Die in diesem Buch enthaltenen Informationen, Hinweise und Übungen wurden nach bestem Wissen des Autors erstellt und sorgfältig geprüft. Sie ersetzen jedoch nicht den persönlich eingeholten (psycho-)therapeutischen oder medizinischen Rat. Verlag und Autor können für Irrtümer oder etwaige Schäden, die aus der Anwendung der dargestellten Informationen, Hinweise oder Übungen resultieren, keine Haftung übernehmen. Deren Nutzung bzw. Durchführung erfolgt auf eigene Verantwortung der Leserinnen und Leser.

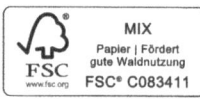

Die Verlagsgruppe Patmos ist sich ihrer Verantwortung gegenüber unserer Umwelt bewusst. Wir folgen dem Prinzip der Nachhaltigkeit und streben den Einklang von wirtschaftlicher Entwicklung, sozialer Sicherheit und Erhaltung unserer natürlichen Lebensgrundlagen an. Näheres zur Nachhaltigkeitsstrategie der Verlagsgruppe Patmos auf unserer Website www.verlagsgruppe-patmos.de/nachhaltig-gut-leben
Übereinstimmend mit der EU-Verordnung zur allgemeinen Produktsicherheit (GPSR) stellen wir sicher, dass unsere Produkte die Sicherheitsstandards erfüllen. Näheres dazu auf unserer Website www.verlagsgruppe-patmos.de/produktsicherheit. Bei Fragen zur Produktsicherheit wenden Sie sich bitte an produktsicherheit@verlagsgruppe-patmos.de

Bibliografische Information der Deutschen Nationalbibliothek
Die Deutsche Nationalbibliothek verzeichnet diese Publikation in der Deutschen Nationalbibliografie; detaillierte bibliografische Daten sind im Internet über http://dnb.d-nb.de abrufbar.

6. Auflage 2025
Alle Rechte vorbehalten
© 2018 Patmos Verlag
Verlagsgruppe Patmos in der Schwabenverlag AG, Senefelderstr. 12, 73760 Ostfildern
www.patmos.de

Umschlaggestaltung: Finken & Bumiller, Stuttgart
Gestaltung, Satz und Repro: Schwabenverlag AG, Ostfildern
Umschlagabbildung: © Paha_L / iStock.com
Druck: CPI books GmbH, Leck
Hergestellt in Deutschland
ISBN 978-3-8436-1015-5 (Print)
ISBN 978-3-8436-1016-2 (eBook)

Das menschliche Dasein ist ein Gasthaus. Jeden Morgen ein neuer Gast. Freude, Depression und Niedertracht – auch ein Moment der Achtsamkeit kommt unverhofft zu Besuch. Grüße und bewirte sie alle! ... Behandle jeden Gast ehrenvoll ... Dem dunklen Gedanken, der Scham, der Bosheit – begegne ihnen lachend an der Tür, und lade sie zu dir ein. Sei dankbar für jeden, der kommt, denn alle wurden dir aus einer anderen Welt geschickt, um dich zu führen.

RUMI

Der Körper vergißt nicht. Wird die Erinnerung an ein Trauma im Körper in Form herzzerreißender und qualvoller Erinnerungen, Autoimmunkrankheiten und muskulo-skelettaler Probleme enkodiert, und ist andererseits die Kommunikation zwischen Geist, Gehirn und Körper der Königsweg zur Emotionsregulation, so müssen wir die Voraussetzungen unseres therapeutischen Handelns radikal überdenken und verändern.

BESSEL VAN DER KOLK

Inhalt

1. Einführung 9
2. Kindheit und ihre Spuren 13
   a. Gewalt macht krank – die Folgen körperlicher und sexualisierter Gewalterfahrungen 13
   b. Bindung und Bindungstraumata 32
   c. Emotionale Vernachlässigung und emotionaler Missbrauch 43
3. Der Zweite Weltkrieg und seine Folgen – transgenerationale Weitergabe von Traumata 55
4. Dissoziation – der Schleier des Vergessens und Übersehens. Was ist Dissoziation und wie kann man sie erkennen und bewältigen? 68
5. Verletzungen überwinden lernen 79
   a. Das Schweigen brechen 79
   b. Unrecht benennen und anerkennen 85
   c. Verlust und Leid bedauern und betrauern ... 92
   d. Die eigenen Kompetenzen erkennen und nutzen lernen 96
   e. Die Opferrolle verlassen und Verantwortung für das eigene Leben übernehmen 100
6. Hilfreiche Instrumente – mehr als nur Reden ... 107
   a. Achtsamkeit 108
   b. Selbstfürsorge, Selbstmitgefühl und Selbstberührung 115
   c. Grenzen setzen lernen 123

d. Die Selbstberuhigungskompetenz stärken –
     Atem und Körper als Freunde und Begleiter 128
  e. Das schlechte Gewissen als guter Ratgeber 137
  f. Verbundenheit und In-Beziehung-Sein 143

7. Was ist Traumatherapie und was unterscheidet sie von
   anderen Psychotherapiemethoden? 152

8. Ausblick 158

9. Dank 162

10. Anmerkungen 163

11. Zitatnachweise 166

12. Literatur 167

1. Einführung

Emotionale Verletzungen sind allgegenwärtig. Sie begegnen jedem von uns und sind nicht vermeidbar. Warum also darüber reden und schreiben? In diesem Buch geht es, wie der Titel schon deutlich macht, um bedeutsame Verletzungen in den frühen Lebensjahren, die einen Schatten bis in die Gegenwart werfen. Diese Spuren gilt es näher zu betrachten, weil sie für unser heutiges Fühlen, Denken und Handeln immer noch von Bedeutung sind. So kennt vermutlich jeder emotionale Verletzungen in der Gegenwart, die sich tiefgreifender und schmerzhafter anfühlen, als es der aktuellen Situation oder dem momentanen Konflikt angemessen ist. Da trifft mich beispielsweise die Kritik eines Arbeitskollegen oder Vorgesetzten derart heftig, dass ich an mir selbst zu zweifeln beginne, mich wertlos oder tieftraurig fühle. Bei genauerer Betrachtung der Situation wird dann deutlich, dass solche Erlebnisse, die mich – wie in diesem Fall – an meinem Selbstwert zweifeln lassen, immer wieder auftauchen, sich sozusagen wie ein roter Faden durch die eigene Biographie ziehen. Der eigene »wunde Punkt«, das immer wieder auftauchende Thema, erweist sich häufig als Stolperfalle und kann Beziehungen erschweren oder zum Scheitern bringen. Genau darum soll es in diesem Buch gehen.

Meist denkt man bei gravierenden emotionalen Verletzungen an sexualisierte oder körperliche Gewalterfahrungen. Auch darum wird es in diesem Buch gehen. Weniger greifbar, aber nicht weniger folgenschwer sind hingegen subtile emotionale Verletzungen wie seelische und körperliche Vernachlässigung, emotionaler Missbrauch und misslungene Bindungserfahrungen, die allerdings genauso gravierende seelische Wunden hinterlassen können wie die genannten »offensichtlicheren« Verletzungen. Auch hierbei handelt es sich um Formen von Gewalt.

Mittlerweile gibt es zahllose Erkenntnisse aus Psychotherapie und Beratungskontexten sowie aus der (neuro-)wissenschaftlichen Forschung darüber, dass all diese Erfahrungen auch an die nächste und gar übernächste Generation weitergegeben werden können, ohne dass diese direkten Kontakt mit den ursprünglich traumatischen Erfahrungen der Vorgenerationen hatten. Diese transgenerationale Weitergabe belastender Lebenserfahrungen wird uns eingehend beschäftigen. Es wird deutlich werden, dass der Zweite Weltkrieg auch nach mehr als 70 Jahren indirekt noch immer präsent ist und sich auf das persönliche Erleben und Verhalten auswirken kann.

Ein weiterer Schwerpunkt sind dissoziative Symptome infolge einer traumatischen Erfahrung. Diese treten viel häufiger auf, als man bisher dachte. Sie werden oftmals gar nicht bewusst wahrgenommen oder aber schamhaft versteckt. Dissoziation bedeutet eine Abspaltung von Wahrnehmungen, Gedächtnisinhalten, Gefühlsinhalten, Gedanken und Körpererleben. Die Beziehung zur Umwelt und zu sich selbst leidet darunter immens. Solche dissoziativen Symptome werden häufig ausgelöst durch emotional einschneidende Erlebnisse und Traumata, insbesondere durch emotionale Vernachlässigung und mangelnden Halt in den primären Beziehungen in der Kindheit und Jugend. Gerade wenn diese Muster früh gelernt sind, fühlen sie sich für die Betroffenen derart normal an, dass sie oft nicht mehr hinterfragt oder nicht einmal bemerkt werden. Sie stehen allerdings einer gesunden Lebensentfaltung sehr deutlich im Wege.

Der zweite Teil des Buches wird sich der Frage widmen, was helfen kann, die Verletzungen zu überwinden und Heilungsprozesse anzustoßen. Dabei gilt es immer wieder, die Ungerechtigkeit auszuhalten und dort aufzuräumen, wo andere Unordnung geschaffen haben. Es bleibt die Ungerechtigkeit, »die Suppe auslöffeln zu müssen, die andere einem eingebrockt haben«. Wenn allerdings Veränderung geschehen soll, das zeigt uns die Resilienzforschung, also die Forschung über die seelischen Widerstandskräfte, geht dies nur über das Verlassen der Opferrolle. Dabei hilft es, so schwer es auch fallen mag, das Geschehene zu akzeptieren. Es geht schließlich darum, Verantwortung für die Gestaltung des eigenen Lebens in der Gegenwart und Zukunft zu übernehmen. Dies bedeutet nicht, das Geschehene auszublenden, zu vergessen oder nicht ernst zu nehmen. Im Gegenteil: Oftmals ist zunächst das genaue Hinsehen und Anerkennen des Erlittenen der erste notwendige Schritt zur Veränderung. Nicht selten beinhaltet dies dann auch Trauer- und Abschiedsprozesse. Anschließend gelingt der Blick in die Zukunft oft besser. Es ist wie mit einem schweren Rucksack, den man ablegen konnte. Der weitere Weg wird dadurch leichter.

In einem letzten Teil werden wir uns dann mit Strategien beschäftigen, die über das verbale Auseinandersetzen mit dem Trauma hinausgehen. Dabei wird es um unterschiedliche Aspekte von Achtsamkeit, Selbstfürsorge, Selbstmitgefühl und Selbstberührung gehen. Auch das schlechte Gewissen als Ratgeber wird zur Sprache kommen. Wir können uns bei all diesen unterstützenden Maßnahmen auf viele neue Erkenntnisse der modernen Hirnforschung berufen. Schließlich finden sich in den letzten Jahren mehr und mehr Hinweise darauf, wie Gehirn und Körper miteinander in Wechselwirkung stehen und wie sich das für unser Anliegen nutzen lässt. Die Aktivierung unseres »Beruhigungsnervs« (Parasympathikus) spielt dabei eine besondere Rolle, auf die wir zum Beispiel über die Atmung Einfluss nehmen können.

Ein erster Ansatz ist die bekannte Geschichte des Straßenkehrers Beppo aus Michael Endes Buch *Momo*.[1] Dort erzählt der alte Straßenkehrer, dass er sich manchmal durch die schier unendlichen Länge einer Straße wie gelähmt fühle. Fange er dann an, sich zu beeilen, werde es nur schlimmer. Die Angst treibe ihn an, ohne dass er damit seinem Ziel näher kommt. Deswegen, so berichtet Beppo, habe er gelernt, die Straße in kleine Abschnitte zu zerlegen, ja, am besten nur an den nächsten Schritt und den nächsten Atemzug zu denken. Wenn ihm dies gelinge, bereite die Arbeit ihm sogar Freude. Und schließlich stelle er erstaunt fest, dass er auf diese Weise die ganze Straße gefegt hätte, ohne außer Atem zu kommen. Beppos Geheimnis entspricht einem weisen Satz aus der Traumatherapie: *The slower you go, the faster you get there.* Je langsamer und behutsamer du vorgehst, desto schneller kommst du an.

Ich wünsche Ihnen, dass dieses Buch Ihnen hilft, Schritt für Schritt Ihrem ganz persönlichen Ziel näher zu kommen. Lassen Sie sich von vermeintlichen Rückschlägen nicht entmutigen. Und berücksichtigen Sie immer, wo Sie gestartet sind. Nehmen Sie also sich selbst zum Bezugspunkt und vergleichen Sie sich nicht mit anderen, die oftmals ganz woanders starten konnten. Dann kann es Ihnen wie Beppo gehen: Plötzlich ist die ganze Straße gefegt!

2. Kindheit und ihre Spuren

a. Gewalt macht krank – die Folgen körperlicher und sexualisierter Gewalterfahrungen

> *Zu tiefreichenden Veränderungen unseres Körpers kann es nicht nur durch chemische Stoffe und Toxine kommen, sondern auch durch die Art, wie zwischen der sozialen Welt und der »fest vernetzten« Welt Kommunikation stattfindet.*
>
> MOSHE SZYF

Hr. P. ist 37 Jahre alt und wurde in Deutschland als zweites Kind seiner Eltern geboren, die aus Ex-Jugoslawien stammen. Die Eltern sind muslimischen Glaubens. Dies gab Anlass zu einer Beschneidungszeremonie, die offenbar überfallsartig und ohne Narkose an dem damals sechs- oder siebenjährigen Jungen erfolgte. Erst nachdem Herr P. im Verlauf eines zehnwöchigen stationären psychosomatischen Klinikaufenthaltes genug Vertrauen aufgebaut hat, berichtet er mehr und mehr äußerst schamhaft von andauernder Gewalt durch die Schläge seiner Eltern über die gesamte Kindheit hinweg. Dies weist erstmals auf einen traumatischen Hintergrund der bis dahin äußerst leidvollen Krankengeschichte hin.

Diese beginnt mit einem Skiunfall, der zur Entwicklung chronischer Schmerzen des linken Kniegelenks führt. Und wie so häufig werden die Schmerzen im Laufe der Zeit stärker, breiten sich auf andere Bereiche des Körpers aus und chronifizieren. Kompensatorisch nimmt Herr P. Fehlhaltungen ein, die ihrerseits Schmerzen in unterschiedlichen Regionen des Körpers bis hin zu den Schultergelenken verursachen. Eine Operation führt zu keinerlei Verbesserung, eine erste orthopädische Rehabilitationsmaßnahme bricht Herr P. ab. Bei einer Umschulungsmaßnahme bricht er die Probezeit ab, da er nicht ausreichend belastbar ist. Schließlich gelingt ihm ein Ausbildungsabschluss trotz massivster Fehlzeiten sieben Jahre nach dem Unfall, eine Integration in den Arbeitsmarkt allerdings scheitert bis heute. Vielmehr schreitet die körperliche Invalidität fort, eine Fortbewegung ist nur noch an beidseitigen Unterarmgehstützen möglich, das Verlassen des Hauses wird zur Herausforderung und Qual, soziale Kontakte hat Herr P. kaum noch.

In der durchgeführten Testdiagnostik zeigt sich eindrucksvoll eine massive dissoziative Symptomatik auch im Sinne einer somatoformen Dissoziation, das meint das Eigenleben körperlicher Symptome mit oft ausgeprägten Schmerzen ohne eine organische Erklärung (mehr dazu im Kapitel 4 »Dissoziation«). Und es bedeutet, dass der Körper wesentliche Aspekte der traumatischen Belastung trägt, wie dies auch im Rahmen der Forschung über sozialen Schmerz eindrucksvoll belegt werden konnte. So wissen wir spätestens seit den Forschungen von Naomi Eisenberger[2] von der Tatsache, dass Zurückweisung, Kränkung und auch seelische Verletzung in den gleichen Hirnregionen verarbeitet werden wie körperlicher Schmerz.

Beide Erlebnisse, unfallbedingte Schmerzen und verschiedene seelische Verletzungen, finden sich in der Biographie von Herrn P., so dass nachvollziehbar wird, warum ein eher kleinerer Skiunfall eine derartige Krankengeschichte bis hin zu Invalidität nach sich ziehen konnte. Die frühen Erfahrungen von Gewalt, Hilflosigkeit und Ausgeliefertsein, wie sie insbesondere szenisch in der Beschneidung ohne Betäubung kumulieren, bilden den Nährboden für die hier beschriebene leidvolle Schmerzgeschichte. Vor dem Hintergrund von sicherlich auch kulturell bedingter Scham war die Dissoziation der traumatischen Erlebnisse ein Lösungsversuch, verbunden mit dem hohen Preis der »Verkörperung« des unsäglichen seelischen Leidens bis hin zur Invalidität.

Im Rahmen der nun erstmals erfolgten psychosomatischen Behandlung konnten vorsichtig erste Zusammenhänge der bisher unverbundenen Ereignisse in der Lebensgeschichte hergestellt werden. Die Integration in eine Traumatherapiegruppe ermöglichte Herrn P., zunächst sehr zaghaft die Schamschwelle zu übertreten. Herr P. erlebte es als hilfreich, das bisher unerklärliche körperliche Erleben als normale Reaktion auf abnormale Lebenserfahrungen verstehen zu lernen und in diesem Rahmen erstmals Wertschätzung und Toleranz sich selbst gegenüber zurückzugewinnen. Er lernte schrittweise, Auslöser (Trigger) zu erkennen und diese in Ansätzen auch besser zu kontrollieren. Er erlernte Imaginationsübungen, die ihm halfen, den inneren Schreckensbildern hilfreiche und konstruktive Gegenentwürfe gegenüberzustellen. Auch dies trug zu einer leichten Stabilisierung bei. Selbstverständlich erfolgte auch eine intensive Physiotherapie, die den körperlichen, insbesondere durch Fehlhaltung verursachten Einschränkungen entgegenwirkte.

Vor dem Hintergrund der erheblichen, über die gesamte Kindheit und Jugend fortgesetzten Traumatisierung blieb auch nach einem zehnwöchigen stationären Aufenthalt die Prognose vage und offen. Zum Entlassungszeitpunkt konnte im Hinblick auf die Erwerbsfähigkeit letztlich nur zu einer zeitlich befristeten Rente geraten werden, die es Herrn P. erlauben könnte, aus dem Kreislauf des hohen Leistungsanspruchs und des Sich-beweisen-Müssens auszusteigen, um sich im Rahmen intensivierter ambulanter traumaspezifischer Psychotherapie und fortgesetzter Physiotherapie langsam zu stabilisieren.

Diese Krankengeschichte zeigt eindrucksvoll: Gewalt macht krank, nicht nur die Seele, sondern genauso den Körper, der oft unbemerkt die Last der Erinnerung trägt.[3] Hierfür gibt es mittlerweile gute wissenschaftliche Belege. Nicht selten treten Schmerzzustände genau an den Stellen auf, die während des Traumas verletzt wurden.[4] Diese Patientengeschichte zeigt auch, dass es Behandlungswege gibt, die mitunter verschlungen und langwierig sind, und sie verweist drittens darauf, dass es gesellschaftlich immer wieder neu darum geht, jeglicher Form von Gewalt frühestmöglich entgegenzutreten.

Die Tatsache, dass Gewalt krank macht, scheint auf eigentümliche Weise tabuisiert, oder sollte ich besser sagen, dissoziiert zu sein. Denn wir sind von Gewalt umgeben, davon zeugt die tägliche

Nachrichtenflut genauso wie die üblichen Fernsehprogramme mit brutalen Gewaltszenen im Abendprogramm.

Die Traumaforschung der letzten zwanzig Jahre hat sich viel mit den Folgen des Zweiten Weltkrieges beschäftigt, nicht nur für die Generation der direkt Betroffenen, sondern auch für die Nachgeborenen (siehe Kapitel 3). Auch die Diagnose der Posttraumatischen Belastungsstörung wurde infolge eines Krieges, nämlich des Vietnamkrieges, eingeführt. Es hatte sich eine derart breite Protestbewegung im amerikanischen Mittelstand formiert, so dass man über die Folgen von Kriegstraumata nicht mehr hinwegsehen konnte.

Wir kennen Gewalt aus den Geschichtsbüchern, die von unzähligen Kriegen zeugen, und verbinden sie mit der gegenwärtigen Flüchtlingsthematik. Wir verfolgen sie meist emotional distanziert im Wohnzimmer am Fernsehbildschirm in unzähligen auch für Kinder zugelassenen Produktionen. Damit lenken wir jedoch davon ab, dass Gewalt jenseits kriegerischer Auseinandersetzungen und deren Folgen auch bei uns täglich stattfindet, nämlich in den Wohnzimmern selbst. Berichtet wird über diese häusliche Gewalt fast nie! Nur die Spitze des Eisbergs gelangt an die Oberfläche, meist erst dann, wenn ein Kind tot aufgefunden wurde oder prominente Persönlichkeiten sich »outen«.

Die Zahlen zur Gewalt an Kindern sind so erschütternd, dass man sie kaum glauben mag: Im Jahr 2015 schätzten deutsche Jugendämter in 45.000 Fällen das Wohl eines Kindes in Deutschland als akut oder latent gefährdet ein. Knapp ein Viertel dieser Kinder wies Zeichen körperlicher Misshandlung auf, etwa 64 Prozent Anzeichen von Vernachlässigung. Trauriger Höhepunkt sind 130 getötete Kinder im Jahr 2015.

In 12.500 Fällen berichtet die Kriminalstatistik der Polizei im selben Zeitraum von angezeigter sexualisierter Gewalt an Kindern und schätzt die Dunkelziffer viel höher ein. Dabei handelt es sich auch um Taten in der digitalen Welt, wie zum Beispiel Cybersex und das Ausnutzen von Nacktfotos zu pornographischen Zwecken.

Insgesamt kann man davon ausgehen, mehr als 10 Prozent aller Kinder und Jugendlichen in Deutschland sexualisierte Gewalt vor ihrer Volljährigkeit erleben und in jeder Schulklasse im Durchschnitt ein bis zwei Schülerinnen und Schüler betroffen sind. Der unabhängige Beauftragte der Bundesregierung für Fragen des sexuellen Kindesmissbrauchs Johannes-Wilhelm Rörig geht Anfang 2016 nach aktuellen Zahlen davon aus, dass aktuell rund eine Million Kinder in Deutschland von sexuellem Missbrauch betroffen sind. Die Statistiker meinen damit die Lebensspanne von 0 bis 11 Jahren. Seit Jahren ist bei sexualisierter Gewalt trotz aller Skandale im letzten Jahrzehnt leider kein Rückgang zu verzeichnen. Die Behörden wie Jugendämter schreiten nur bei wenigen Fällen sexuellen Missbrauchs ein, die größere Zahl der Fälle wird nicht zur Anzeige gebracht und bleibt unerkannt und ungeahndet. Das bedeutet, dass sexueller Missbrauch von der Häufigkeit her mit der Volkskrankheit Typ-2-Diabetes vergleichbar ist, um die man sich weit mehr kümmert als um die Eindämmung und die Folgen sexualisierter Gewalt. Dabei belaufen sich die daraus entstehenden geschätzten Kosten auf jährlich elf[5] bis dreißig Milliarden Euro[6], wenn man alle direkten Aufwendungen wie medizinische und psychotherapeutische Kosten sowie indirekten Kosten vom Einsatz von Behörden bis zur möglichen Frühberentung berücksichtigt.

Das Ausmaß sexualisierter Gewalt im Kindesalter ist und bleibt extrem hoch. Andere Autoren haben in einer repräsentativen Studie versucht, das gesamte Spektrum von Gewalt in Kindheit und Jugend in Deutschland zu erfassen, indem sie Menschen von 14 bis 90 Jahren über ihre Erfahrungen in dieser Zeit rückblickend befragt haben. Danach geben etwa 3 Prozent körperliche Misshandlung, 2 Prozent sexuellen Missbrauch, 7 Prozent schwere emotionale Vernachlässigung und 11 Prozent schwere körperliche Vernachlässigung an.[7] Mehrfachnennungen waren möglich und müssen bei der Betrachtung der Zahlen berücksichtigt werden. Wer in Kindheit und Jugend Opfer von Gewalt wurde, hat ein deutlich höheres Risiko, auch im weiteren Leben wieder Gewalt zu erleben. Auch vor diesem Hintergrund sind die deutsche und europäische Frauenstudie zu Gewalterfahrungen zu sehen, die einen Teilaspekt des langen Schattens der Kindheit widerspiegeln.

Ich zitiere die Ergebnisse deswegen in diesem Zusammenhang, weil sie einerseits häufig frühere Gewalterfahrungen fortsetzen, andererseits in vielen Partnerschaften Kinder als Zeugen und auch direkt Betroffene von dieser Epidemie an Gewalt betroffen sind. Und alleine die Zeugenschaft vermag ähnlich verstörend und traumatisierend zu wirken wie direkte Gewalt. Insofern kann und muss man bei all den folgenden Zahlen die Millionen Kinder mitdenken, die mit Angst und Entsetzen Gewalt miterleben. Die meisten haben keinen Ort für diese Gefühle, mit denen sie oft über Jahre aufwachsen, und sie haben ihren äußeren sicheren Ort verloren.

Aus Angst und Loyalität mit den Eltern resultiert Schweigen, innerer und äußerer Rückzug (Freunde können und dürfen in der Regel nicht mit nach Hause gebracht werden), Abspaltung von Gefühlen bis hin zur Resignation. Die im Jahre 2004 veröffentlichte großangelegte Bielefelder Frauenstudie an 10.000 Frauen kam zu folgendem erschreckenden Ergebnis: 25 Prozent der Frauen zwischen 16 und 65 Jahren waren von körperlicher oder sexueller Gewalt durch einen aktuellen oder ehemaligen Beziehungspartner betroffen. 40 Prozent der interviewten Frauen gaben an, mindestens einmal in ihrem Leben körperliche oder sexualisierte Gewalt in irgendeiner Form erlebt zu haben. 13 Prozent aller Frauen gaben im Rahmen dieser Befragung, die mit hohem Aufwand in Form persönlicher Interviews betrieben wurde, sogar an, dass die Form der sexualisierten Gewalt eine strafrechtlich relevante Dimension erreicht hatte. Fast jede zweite Frau hat nach dieser Studie Gewalterfahrungen gemacht, etwa jede achte könnte dies anzeigen!

2014 veröffentliche die EU-Grundrechte-Agentur (FRA) eine ähnliche Studie[8], die Gewalterfahrungen von Frauen in den 28 EU-Mitgliedsstaaten erfasste. Befragt wurden dazu Frauen im Alter zwischen 15 und 74 Jahren, mit einem ähnlichen Ergebnis wie in der deutschen Studie. Jede dritte Frau in der EU hat seit ihrer Jugend demnach körperliche oder sexualisierte Gewalt erlebt – das sind etwa 62 Millionen. Fünf Prozent davon sind als Erwachsene vergewaltigt worden, heißt es in der Studie. 22 Prozent haben Gewalt in einer Partnerschaft erlebt. Unglaubliche 43 Prozent erfahren psychische Gewalt durch ihren aktuellen oder einen früheren Partner, beispielsweise durch Stalking. Und wiederum mehr als ein Drittel gibt an, in der Kindheit körperliche oder sexualisierte Gewalt durch Erwachsene erlitten zu haben, 12 Prozent waren von sexualisierter Gewalt betroffen, 27 Prozent erlebten eine Form von körperlichem Missbrauch. Und wie immer ist das Verschweigen groß: 67 Prozent meldeten die schwerwiegendsten Gewaltvorfälle innerhalb einer Partnerschaft nicht der Polizei.

Das Kinderhilfswerk Unicef veröffentliche im November 2017 eine internationale Studie zu Gewalt an Kindern und Jugendlichen, aus der unter anderem hervorgeht, dass alleine etwa 300 Millionen Kinder im Alter von zwei bis vier Jahren weltweit körperliche und/oder emotionale Gewalt erleiden.[9] Sucht man den internationalen Vergleich, so findet sich Deutschland im oberen Drittel der Häufigkeit von Gewalttaten.

In internationalen Studien wird die Lebenszeitprävalenz allein von körperlicher Gewalt durch den Partner, meist, aber nicht immer sind das die Männer, in Australien, USA und Großbritannien mit 23 bis 41 Prozent angegeben. In den USA gaben über 50 Prozent die Erfahrung von körperlicher oder sexualisierter Gewalt an. Hierbei sind auch Erfahrungen in Kindheit und Jugend gemeint, die beide Geschlechter treffen. In der nicht westlichen Welt sehen die Zahlen noch erschreckender aus. In der äthiopischen Provinz konnten Epidemiologien feststellen, dass 71 Prozent der Frauen Gewalterfahrungen gemacht haben.[10] Und auch hier gilt: Das Leid der Kindheit setzt sich fort.

Das Erschreckende an all diesen Zahlen ist auch, dass der Täter zumeist der eigene Partner ist. Hierbei gibt es keinen Schichtunterschied. Meist bleibt die Gewalt verborgen, nur jede fünfte Frau sucht in Deutschland deswegen medizinische Behandlung auf.[11] Selbst akute Verletzungen werden häufig aufgrund von Angst, Scham- und Schuldgefühlen vertuscht, der Täter bleibt verschont. Und auch hier spielen häufig frühe Kindheitserfahrungen mit einem ähnlichen Muster eine wichtige Rolle. Das bekannte und vertraute Verhalten wird fortgesetzt. Es ist tief verankert und eingespielt. Jede Veränderung benötigt eine bewusste Entscheidung und eine durchaus schmerzhafte Abkehr vom Vertrauten, so destruktiv es auch sein mag. Darauf werde ich später noch ausführlicher eingehen.

Nicht immer tritt Gewalt derart offensichtlich auf, dass sie auch von Außenstehenden wie zum Beispiel Nachbarn oder auch Ärzten gesehen werden kann. Oft ist sie verdeckt und subtil und geht dennoch mit erheblichen Folgen für Leib und Leben einher. Wieners und Hellbernd[12] unterscheiden folgende Formen von Gewalt: Körperliche, sexualisierte, psychische, ökonomische und soziale Gewalt. Unter psychischer Gewalt beispielsweise verstehen sie die Androhung von Gewalt, Beleidigung und Demütigung, Essensentzug und Einschüchterungen. Unter ökonomischer Gewalt werden Arbeitsverbot oder Zwang zur Arbeit, aber auch alleinige finanzielle Verfügungsmacht durch den Partner, in der Regel durch den Mann, verstanden. Soziale Gewalt meint das Bestreben des Partners, ebenfalls leider in der Regel des Mannes, die Frau sozial durch Kontaktverbot und Kontrolle zu isolieren.

All diese Formen von Gewalt in den eigenen vier Wänden wurden lange Zeit als Privatsache behandelt. Erst im Jahr 2002 griff der Gesetzgeber mit dem Gewaltschutzgesetz endlich ein. Seither ist es Opfern möglich, zivilrechtliche Annäherungs- und Kontaktverbote beim Amtsgericht zu beantragen. Verstöße können mit Geld- oder Freiheitsstrafen bis zu einem Jahr geahndet werden. So ist ein Opfer nun nicht mehr zum Auszug aus der eigenen Wohnung gezwungen. Die Angst bleibt oftmals dennoch bestehen.

Nach diesem Exkurs zu der Allgegenwart von Gewalt über die gesamte Lebensspanne möchte ich den Blick wieder auf die Kindheit und Jugend richten.

Konstantin Wecker hat Erfahrungen sexualisierter Gewalt in einen einfühlsamen Liedtext gekleidet, der sich dem anzunähern versucht, was oft unsagbar und unbeschreiblich bleibt, und der die Folgen bis in die Gegenwart ausführt, aber auch Mut zum Neuanfang und zur Veränderung macht:

*Ein hartes Wort, ein scharfer Ton,
ein strenger Blick
verschließt Dein Herz, Du rennst davon
in Dich zurück.*

*Dann bist Du unversöhnlich, nur
mit Dir allein.
Wie kommt man denen auf die Spur,
die schweigend schrein.*

*Erst als Du ihn im Traum verfluchtest,
wurde mir klar,
daß Dir der Vater, den Du suchtest,
nichts als der erste war.*

*Du warst sein Spielzeug, sein Vergnügen –
Kind warst Du nicht.
Er mag vielleicht die ganze Welt belügen –
sich selber nicht.*

*Du müßtest ewig weiterschweigen,
wenn Du entfliehst,
jetzt soll er sich der Welt so zeigen,
wie Du ihn siehst.*

*Du bist verstummt, er hat's befohlen,
Dein Herz läuft leer.
Wenn Du Dich nackt siehst, ganz verstohlen,
schämst Du Dich sehr.*

*Es fällt Dir schwer, Dich endlich wieder
schön zu sehen.
Wer fliegen will, muß sein Gefieder
mit Schmerz erstehen.*

*Ich muß noch lernen zu verstehen:
Ich bin nicht gemeint,
wenn es in Dir wie aus Versehen
und plötzlich weint.*

*Du warst nur Spielzeug, nur Vergnügen,
Kind warst Du nicht.
Man kann zur Not die ganze Welt belügen,
sich selber nicht.*

*Du müßtest ewig weiterschweigen,
wenn Du jetzt fliehst,
kannst Dich der ganzen Welt doch zeigen,
wie Du Dich siehst.*[13]

Den Zirkel der Gewalt möglichst frühzeitig zu durchbrechen, ist auch deswegen so bedeutsam, weil Gewalt nicht folgenlos bleibt. Gewalt hinterlässt zahllose körperliche und seelische Narben, schwere, mitunter lebensbedrohliche körperliche Verletzungen wie Schädel-Hirn-Traumata genauso wie subtile seelische Veränderungen. Nicht selten vergehen Jahre oder Jahrzehnte, bis sich Symptome zeigen, die zunächst nicht mit den Gewalterfahrungen der Vergangenheit in Verbindung gebracht werden. Das gesamte Spektrum psychischer Erkrankungen kann damit in Zusammenhang stehen.

Dass die Folgen von Gewalt noch viel subtiler sind, zeigt die große prospektive Studie von Felitti, die 1995 begann und bis heute fortgesetzt wird. Mehr als 17.000 US-Amerikaner wurden in diese ACE-Studie (Adverse Childhood Experiences Study) einbezogen und seither regelmäßig standardisierten Nachuntersuchungen unterzogen. Dabei wurden sie nach ihren negativen Kindheitserfahrungen gefragt, wie zum Beispiel Gewalt, Vernachlässigung oder auch Aufwachsen mit suchtkranken Elternteilen. Insgesamt werden dabei zehn Kategorien traumatischer oder gewaltsamer Kindheitserfahrungen erfasst und mit dem aktuellen Gesundheitszustand im mittleren Erwachsenenalter etwa ein halbes Jahrhundert später in Beziehung gesetzt. Es zeigte sich eine klare Dosis-Wirkung-Beziehung: Je mehr frühe negative Erfahrungen, desto gravierender waren die psychosomatischen Folgen im Erwachsenenalter.

Überraschend an dieser Studie war vor allem, dass dieser Zusammenhang nicht nur im Hinblick auf psychische Folgen wie Depression, Selbstmordversuche, Suchterkrankungen oder Medikamentenmissbrauch zutraf, sondern genauso im Hinblick auf die großen Volkskrankheiten wie Diabetes mellitus, Herzinfarkte, Lebererkrankungen, Fettleibigkeit und chronisch obstruktive Lungenerkrankungen. Somit erwiesen sich Kindheitstraumatisierungen als höchst bedeutsame Prädiktoren für jene schweren körperlichen Erkrankungen, die zu den häufigsten Todesursachen zählen und das Gesundheitswesen infolgedessen stark in Anspruch nehmen.[14]

Schließlich zeigt sich, dass ein erhöhter ACE-Wert auch mit einem niedrigeren Einkommen, finanziellen Schwierigkeiten und vermehrter Arbeitsunfähigkeit einhergeht. Die Folgen sind somit auf körperlicher, seelischer und gesellschaftlich-sozialer Ebene zu finden.

Diese Studie ist auch deswegen so besonders, weil sie, wie man vielleicht spontan annehmen würde, keine gesellschaftliche Randgruppe befragte. Vielmehr handelte es sich bei den Teilnehmern um mehrheitlich weiße, relativ gut ausgebildete Mittelschicht-Amerikaner, denen es finanziell so gut ging, dass sie sich eine Krankenversicherung (um deren Daten handelte es sich) leisten konnten. Dennoch berichtete nur ein Drittel über *keine* schädlichen Kindheitserlebnisse! Eine wahre Epidemie!

Die Auswirkungen von Gewalt gehen leider auch noch darüber hinaus. Wer in früher Kindheit Gewalt und Missbrauch erlebt hat, wird auch im Erwachsenenalter, wie schon erwähnt, überzufällig häufig erneut Opfer von Beziehungsgewalt. In der Psychologie spricht man vom Wiederholungszwang. Die Erkenntnisse der Hirnforschung zeigen, dass sich das auch erklären lässt. Klaus Grawe konnte in seiner Konsistenztheorie zeigen, dass unser Gehirn auf Bekanntes und Vertrautes positiv reagiert, selbst wenn es rational schädlich oder gar destruktiv erscheint.[15] So resultiert ein Annäherungsverhalten in Bezug auf vertraute (Beziehungs-)Muster. Wer hier eine Veränderung erreichen möchte, muss wissen, dass sich diese aus genau diesem Grund zunächst fremd und unpassend anfühlt. Im Laufe der Zeit wird sich das ändern.

Leider wächst mit Gewalterfahrungen in der Kindheit nicht nur die Wahrscheinlichkeit, eine Posttraumatische Belastungsstörung oder auch alle anderen bisher geschilderten körperlichen und seelischen Langzeitfolgen zu entwickeln. Sondern insbesondere für Männer gilt, dass mit der eigenen Gewalterfahrung die Wahrscheinlichkeit steigt, dass sie ebenfalls gewalttätig werden. So werden aus Opfern häufig Täter, ein gefährlicher Kreislauf, der nur bewusst und entschieden beendet werden kann. Schweigen hilft nur dem Täter und setzt den Teufelskreis von Gewalt in der Regel fort.

Gewalterfahrungen in der Kindheit gehen einher mit dem Gefühl von Ausgeliefertsein, Hilflosigkeit, Kontrollverlust, Erniedrigung, Scham, Schuld und Ohnmacht. Die Folge ist nicht selten erlernte Hilflosigkeit – ich schaffe das sowieso nicht und deshalb lohnt sich Anstrengung auch nicht –, die im weiteren Leben die Erfahrung von Selbstwirksamkeit, einer der wichtigsten Faktoren für seelische Gesundheit, nachhaltig schwächt. Mit den Auswirkungen auf die Bindungsfähigkeit beschäftigt sich das nächste Kapitel.

Die aus solchen Erfahrungen heraus entwickelten Persönlichkeitseigenschaften sind zunächst als Reaktion auf und als Schutz vor Demütigung und Verletzung zu verstehen, sie sind Überlebensstrategien. So erklärt sich auch ihr Fortbestehen bis ins Erwachsenenalter. Wenn wir in der Ursprungsfamilie Gewalt erlebt haben, tun wir zunächst gut daran, uns durch Rückzug und Misstrauen vor erneuter Verletzung zu schützen. Wenn wir dieses Muster allerdings beibehalten, verhindern wir gegenteilige Erfahrungen und Korrekturen im späteren Leben. So kann es passieren, dass wir weiterhin keine oder nur unzureichend unterstützende Beziehungen eingehen, aus Angst vor erneuter Enttäuschung.

Auch die Folgen für das Gefühlsleben sind bedeutsam. Häufig

können traumatisierte Menschen ihre unangenehmen Gefühle nur als diffuse unerträgliche Spannung wahrnehmen, ohne dabei unterscheiden zu können, ob es sich um Angst, Wut, Traurigkeit, Verzweiflung oder anderes handelt. Sie wurden in den ersten Jahren ihres Lebens nicht dabei unterstützt, ihr eigenes Gefühlsleben besser zu verstehen, wie es in der frühen Zwiesprache zwischen Eltern und ihren Kindern normalerweise erlernt wird. Wenn ein Kind beispielsweise gestürzt ist und anschließend von einem Elternteil tröstend in die Arme geschlossen wird und dabei die Erklärung erhält, dass es jetzt wehtut, Tränen berechtigt sind, der Schmerz aber vergehen wird, dann kann hierdurch einerseits eine Gefühlsdifferenzierung und andererseits ein Vertrauen ins Leben entstehen, an dem es traumatisierten Menschen häufiger mangelt.

Sie werden vielmehr oft von intensiven Gefühlen überflutet, deren Intensität sie unter Umständen nur mit Gewalt an sich selbst oder anderen beantworten können oder mit Rückzug und Vermeidung von Kontakt, was erneut mit Gefühlen von Isolation und Wertlosigkeit einhergeht. »Besser nicht fühlen«, lautet die früh verinnerlichte Konsequenz, mit der fatalen Folge, dass auch die positiven Gefühle nicht wahrgenommen werden.

Die fehlende Kontrolle über und das mangelnde Verständnis für die eigenen Gefühle haben also weitreichende psychosomatische und psychosoziale Folgen. Diese Defizite haben ihren Ursprung in durch Traumata veränderten Gehirnstrukturen. So wird zum Beispiel der Thalamus, die wichtigste koordinierende Schaltstation im Zwischenhirn, durch Traumata wie auch durch deren ungewollte Wiedererinnerung (Flashbacks) in diesen Momenten in seiner Funktion gestört. Das hat allerdings unter Umständen weitreichende Folgen und erklärt, »warum Traumata primär nicht als Geschichte erinnert werden, als Erzählung mit einem Anfang, einer Mitte und einem Ende, sondern als isolierte sensorische Eindrücke: in Form von Bildern, Geräuschen und physischen Empfindungen, die mit starken Emotionen verbunden sind, meist solchen des Schreckens und der Hilflosigkeit.«[16]

Neben einer häufig notwendigen intensiven Psychotherapie, die unbedingt den Körper als Leidtragenden mit einbeziehen muss, bedarf es gesellschaftlich gesehen vor allen Dingen eines: Hinschauen und Handeln. Juristisch betrachtet gibt es seit dem 1.1.2002 das Gewaltschutzgesetz (GewSchG). Einige Bundesländer haben ihre Polizeigesetze seither geändert, so dass die Möglichkeit besteht, den Täter beispielsweise für mehrere Tage aus der Wohnung und der unmittelbaren Umgebung der gefährdeten Kinder zu verweisen. Das allerdings passiert selten und ist sicherlich nicht genug.

Genauso notwendig sind der wachsame Blick und das einfühlsame Nachfragen von Haus- und Krankenhausärzten in Notfalleinrichtungen. Dabei ist auch der Hinweis auf eine sorgfältige Dokumentation wichtig, die einem Opfer später mögliche juristische Schritte erleichtern kann.

Hinschauen und Handeln, das gilt in besonderer Weise auch für Jugendliche aus sozialen Brennpunkten, die besonders gefährdet sind. Wenn in der Jugend die Weichen falsch gestellt werden, weil Perspektivlosigkeit mit Gewalt beantwortet wird, wirft dies oft einen langen Schatten. Nicht selten treffen wir hier auf unterschiedliche Aspekte transgenerationaler Weitergabe von Gewalt und Vernachlässigung der Eltern an ihre Kinder.

So gibt es auch eine gesellschaftliche Verantwortung, wenn wir uns klarmachen, dass Jugendgewalt und -kriminalität in einem direkten Zusammenhang mit Arbeitslosigkeit, beengten Wohnverhältnissen, Leben in Brennpunktbezirken mit entsprechend schlechten Zukunftsaussichten und Armut sowie mit eigenen Gewalterfahrungen in der Ursprungsfamilie zusammenhängt.

Der Einfluss von Alkohol und Drogen auf das unreife Gehirn ist groß, da sie die Kontrollfähigkeit herabsetzen und die Gewaltbereitschaft steigern. Der flächendeckende Zugang zu gewaltverherrlichenden Computerspielen ist in höchstem Maße problematisch, da diese für das US-amerikanische Militär entwickelten »Spiele« nicht nur die Tötungshemmung herabsetzen sollen, was sie erwiesenermaßen tun, sondern gleichzeitig die Erfahrung der potentiellen Destruktivität des eigenen Körpers ausblenden. Wer gar nicht mehr physisch spürt, dass seine Attacken dem Gegenüber Schmerz und Verletzungen zufügen und genau dies auch am eigenen Körper nicht erlebt, wendet Gewalt noch viel unreflektierter und brutaler an! Ein verstärkter Medienkonsum in Kindheit und Jugend, der oftmals mit einem Verlust an realen Beziehungen einhergeht, steht in einem direkten Zusammenhang mit dem Anstieg von Gewalt.[17] Nur in persönlichen Beziehungen lernen wir Einfühlungsvermögen und Mitgefühl. Wer sich dem durch Computerspiele entzieht, kann solche Erfahrungen in der Peergruppe, dem Sportverein, den Pfadfindern oder anderen Gruppen nicht machen. Persönliche Beziehungen und das Erleben von Einfühlungsvermögen sind wirksame Erfahrungen, die Gewalt eindämmen helfen.

Neben all diesem Schweren gibt es glücklicherweise auch Ermutigendes. Immer wieder treffen wir auf Menschen, die schwerste Traumatisierungen in der Kindheit und Jugend relativ unbeschadet überlebt haben, vielleicht sogar gestärkt aus ihnen hervorgegangen sind. Was wir heute als Resilienz bezeichnen – gemeint ist hiermit die seelische Widerstandskraft –, wurde bereits vor Jahrzehnten auf Hawaii untersucht und bestätigt. Selbst Kinder und Jugendliche, die zunächst eine schwierige Entwicklung zu nehmen schienen, konnten sich ändern, dies belegt die seit den 80er Jahren laufende Kauai-Studie, die neugeborene Kinder und ihre Familien auf einer hawaiianischen Insel über zwei Jahrzehnte regelmäßig beobachtete und untersuchte. Sie belegt, dass Kinder aus Problemfamilien und sozialen Brennpunkten, die unter sehr ungünstigen und extrem stressbelasteten Bedingungen aufwuchsen, sich dennoch robust und psychisch gesund entwickeln konnten, wenn sie kompensatorische Schutzfaktoren in sich oder ihrer Umgebung fanden, wie beispielsweise *eine* verlässliche Bezugsperson, oft außerhalb der eigenen Familie. Auch half ihnen, wenn sie sich um ein Geschwisterkind kümmerten oder einer Kinder- oder Jugendgruppe angehörten, in der sinnstiftende Erfahrungen gemacht werden konnten.[18]

Auch Viktor Frankl, der berühmte Wiener Psychiater und Neurologe, stellte schon in den 30er Jahren des vergangenen Jahrhunderts die Sinnorientierung des Menschen in den Mittelpunkt seiner Überlegungen und entwickelte daraus die Logotherapie und Existenzanalyse. Durch sein eigenes Schicksal als Jude wurde er in unermessliches Leid gestürzt, verlor seine gesamte Familie in Konzentrationslagern und überlebte selbst nur knapp. Dennoch schrieb er genau darüber nach dem Krieg sein bis heute viel beachtetes Buch *Trotzdem Ja zum Leben sagen*, in dem er auf die Notwendigkeit von sinnstiftenden Aufgaben im Leben eines jeden verweist.

Jahrzehnte später war es ebenfalls ein jüdischstämmiger Amerikaner namens Aaron Antonovsky, der im Rahmen einer Untersuchung an überlebenden Frauen des Holocausts das Phänomen der Salutogenese entdeckte. Entgegen der üblichen medizinischen Blickrichtung der Pathogenese fragte er sich, warum 30 Prozent der Frauen, die Schlimmstes erlebt hatten, dies psychisch relativ unbeschadet überstanden hatten. Er stieß auf Ähnliches, was bereits Frankl beschrieben hatte: Wenn wir verstehen lernen, wie die Welt »tickt«, die uns umgibt, verschafft uns das irgendwie einen Überblick, der das Überleben leichter macht. Meist ergeben sich daraus trotz aller Einschränkungen Handlungsspielräume, die Hoffnung und Zuversicht vermitteln. So kann es gelingen, dass sich eine spirituelle Dimension auftut und eine Erfahrung von Sinn möglich wird. Das setzt dann Widerstandsressourcen frei, die auch in belastenden Lebenssituationen die Chance auf seelische Gesundheit erhöhen.[19] Genauso erging es den Kindern und Jugendlichen auf Hawaii. Sie hatten in und durch Beziehungen und persönliches soziales Engagement Halt und Sinn gefunden, sie hatten intuitiv Handlungsspielräume für sich erschlossen, indem sie sich zum Beispiel um andere kümmerten und in kirchlichen Jugendgruppen auch spirituelle Erfahrungen machen konnten.

Selbst ohne eine solche religiöse Anbindung erleben nicht wenige traumatisierte Kinder eine Art spirituelles Verbundensein mit der Natur und imaginierten Wesen, wie zum Beispiel Feen, Zwerge, Elfen, Engel etc. Nicht selten retten sich traumatisierte Kinder in imaginäre Innenwelten, die ihnen helfen, dem Schrecken standzuhalten und phasenweise zu entfliehen. In der Psychotherapie nutzen wir dies direkt und bewusst, indem wir Imaginationsübungen anbieten, die genau darauf abzielen, innere Sicherheit, Stabilität und Halt zu vermitteln. Dass dies nicht nur Flucht, sondern auch höchst effiziente Therapie ist, beweist die neurobiologische Forschung seit Jahren. Unser Gehirn macht kaum einen Unterschied, ob es sich um tatsächliche oder nur imaginierte Erfahrungen handelt. So, wie beim Erleben inniger haltgebender Beziehungen beispielsweise Oxytocin ausgeschüttet wird, geschieht dies auch bei der Imagination ähnlicher Bilder. Dies ist bedeutsam, weil es Hoffnung auf Veränderung in der Gegenwart verspricht.

Viele Faktoren beeinflussen die Verarbeitung von traumatischem Stress: die Schwere, die Häufigkeit, das Alter der Betroffenen zum Zeitpunkt des Ereignisses und die Nähe zum Verursacher. Dabei spielt es eine große Rolle, ob es sich zum Beispiel um eine schicksalhafte Naturkatastrophe handelt oder ob ein Elternteil zum Täter wird. Schließlich entscheiden auch die Resilienz und die erlebte Unterstützung der Betroffenen darüber, welche Bedeutung dem Ereignis zukommt und wie es verarbeitet wird. Dies ist auch für die Traumatherapie bedeutsam, weil sich durch eine Neueinordnung und Neubewertung die Beziehung zu den Ereignissen der Vergangenheit ändern kann.

Resilienzfaktoren und Bewältigungsstrategien sind nicht zuletzt der Grund dafür, dass viele Menschen mit traumatischen Kindheitserfahrungen zunächst oftmals Jahre oder gar jahrzehntelang relativ gut durchs Leben kommen, bis ein äußeres Ereignis die alten Erfahrungen wieder an Land spült. Dies können Erfahrungen sein, die zunächst in keinem direkten Zusammenhang mit den Kindheitserlebnissen stehen, wie z. B. Arbeitsplatzkonflikte, Arbeitslosigkeit, Scheidung, Berentung oder eine schwere körperliche Erkrankung. Ihnen gemeinsam ist die Erfahrung von Ausgeliefertsein, Hilflosigkeit, möglicherweise auch Scham und Versagen. Diese inneren Zusammenhänge sind vielen Betroffenen nicht klar, so dass sie häufig mit Unverständnis auf die eigenen Reaktionen und Symptome reagieren. Oft entwickeln Menschen erst dann, sogar noch nach vielen Jahren, eine Posttraumatische Belastungsstörung. Plötzlich werden alte Erinnerungen wieder lebendig, als wären sie erst gestern geschehen (Intrusionen). Der Körper gerät immer wieder in Alarmbereitschaft, als ginge es um Leben und Tod, indem beispielsweise ausgeprägte Schlafstörungen, Schreckhaftigkeit, hohe innere Anspannung und weitere vegetative Reaktionen auftreten (Hyperarousal). Es können sich weitere Symptome wie Depressionen, Schmerzen, Lustlosigkeit und Rückzugstendenzen entwickeln, die alle der Vermeidung traumanaher Erinnerung dienen. Wenn das Helfersystem, seien es Beratungsstellen, Hausärzte, Pflegeeinrichtungen oder auch Freunde oder Familienangehörige diese Verhaltensweisen nicht richtig zu deuten wissen, wird viel gut gemeinte Hilfe nutzlos verpuffen. Körperliche Beschwerden werden mit körperlichen Krankheiten verwechselt und deshalb immer wieder falsch behandelt bis hin zu unnötigen Operationen. Aber auch Psychotherapie greift zu kurz oder schadet sogar, wenn sie ohne traumatherapeutische Kenntnisse in der Vergangenheit bohrt (mehr dazu in Kapitel 7). Und dann sind da noch die Freunde, Partner und Angehörigen, die nicht verstehen, warum jemand plötzlich nicht mehr kann und warum ein Ereignis, das so lange her ist, heute noch Wirkung zeigen soll. Unverständnis und freundlich gemeinte Ratschläge wie: »Streng dich einfach ein bisschen an, reiß dich mal am Riemen, es ging doch bis jetzt auch, etc.«, vergrößern die Kluft zu den anderen und fördern Rückzug und Isolation des Betroffenen.

Die richtige Interpretation der Symptome allein reicht aber auch für professionelle Helfer nicht aus, es wird notwendig sein, durch behutsames Fragen innere und äußere Zusammenhänge herzustellen, ohne ins Detail zu gehen. Helfer könnten folgendermaßen vorgehen:

»Ich möchte Sie nach Ihren eigenen Erfahrungen von Gewalt oder sexuellem Missbrauch fragen und ich möchte Sie darum bitten, dabei keinesfalls ins Detail zu gehen, sondern mir lediglich mitzuteilen, ob Sie das erlebt haben, wie alt Sie damals waren und ob die Erinnerung daran Sie heute immer noch ungewollt einholt. Ich frage danach, weil ich Ihnen dann besser helfen kann und weil wir dann gemeinsam besser Ihre Beschwerden verstehen können. Dafür sind detaillierte Schilderungen nicht notwendig, sie können sogar die Belastung erhöhen. Ich bin mir bewusst, dass das vielleicht das erste Mal ist, dass Sie darüber sprechen, weil es Ihnen vielleicht früher verboten wurde.«

Dies ist notwendig, da viele Menschen erstens selbst nicht vermuten, dass Zusammenhänge zwischen ihren aktuellen Symptomen und frühkindlichen Verletzungen bestehen, und zweitens diese Traumata hinter einer Schutzmauer von Sprachlosigkeit, Schweigen und Scham verborgen sind. Wie entlastend dann ein behutsames Gespräch und ein Erklären der Symptomatik sein kann, erlebe ich beinahe täglich im Rahmen von Psychotherapie sowohl in Einzelgesprächen als auch in einer haltgebenden Gruppe.[20]

Mittlerweile können wir den Bogen noch weiter spannen, denn Gewalt bereitet auch den Boden für Extremismus und allen gewaltverherrlichenden Bewegungen und religiösen Randgruppierungen, die uns weltweit seit geraumer Zeit in Atem halten und wofür immer mehr Jugendliche anfällig werden. Meist sind sie selbst Opfer von körperlicher, seelischer oder sexualisierter Gewalt gewesen, bevor sie diese Erfahrungen gegen andere richten. Diese Gewalt zu verhindern ist nicht nur eine Aufgabe im Großen, sondern vor allem im Kleinen, überall dort, wo sie hinter einer vermeintlichen häuslichen Idylle hervorscheint.

Zuletzt einige hilfreiche Webseiten:
- www.beauftragter-missbrauch.de
- www.kein-raum-fuer-missbrauch.de
- www.schule-gegen-sexuelle-gewalt.de
- www.hilfeportal-missbrauch.de
- www.aufarbeitungskommission.de
- Hilfetelefon Sexueller Missbrauch: 0800 22 55 530 (kostenfrei und anonym)
- Hilfetelefon Forschung: 0800 44 55 530 (kostenfrei und anonym)
- Twitter: @ubskm_de @ukask_de
- https://frauenhorizonte.beranet.info/startseite.html
- www.wildwasser.de
- Hilfetelefon Gewalt gegen Frauen: 0800 011 60 16; www.hilfetelefon.de
- Weißer Ring, Hilfe für Opfer von Gewalt; www.weisser-ring.de
- Fonds sexueller Missbrauch: www.fonds-missbrauch.de

b. Bindung und Bindungstraumata

Das Bedürfnis nach Bindungserlebnissen lässt nie nach. Die meisten Menschen können es nicht ertragen, länger ohne andere Menschen auskommen zu müssen.

BESSEL VAN DER KOLK

An der Harvard-Universität beschäftigen sich zwei Studien (The Grant Study und The Glueck Study)[21] seit über 75 Jahren mit der einen Frage: Was macht den Menschen wirklich glücklich? Sie beobachteten über 600 Menschen über Jahrzehnte, begleiteten ihre Lebensläufe und untersuchten ihre Blutbilder und Gehirne. Manche Teilnehmer sind bereits verstorben, mit anderen besteht immer noch Kontakt. Die Antwort auf die Frage ist verblüffend einfach: Gute Beziehungen und eine sichere Bindung machen uns glücklicher und gesünder. Die Forscher fanden auch heraus, dass es nicht auf die Anzahl der Freunde, sondern auf die Qualität der nahen Beziehungen ankommt.

Die Qualität einer Beziehung erkennen wir daran, wie sicher wir uns in ihr fühlen, während wir unser Innerstes mit anderen teilen. Die Tiefe einer Beziehung erkennen wir daran, wie verwundbar wir uns zeigen können und ob wir uns in ihr entspannen können und so sein dürfen, wie wir sind, und auch den anderen so schätzen, wie er ist. In einer geglückten Liebesbeziehung finden wir genau das. Und so wundert es nicht, dass mittlerweile unterschiedliche Studien nachweisen konnten, dass die Anwesenheit eines geliebten Menschen sowohl psychischen als auch physischen Schmerz lindern kann und das Nervensystem zu beruhigen vermag. Gute Beziehungen zu pflegen ist somit die beste Lebensversicherung!

»Durch eine sichere Bindung in Kombination mit Kompetenzentwicklung entsteht eine innere Kontrollüberzeugung, und dass dies geschieht, ist die entscheidende Voraussetzung für die Fähigkeit, im gesamten weiteren Leben Probleme adäquat zu bewältigen. Sicher gebundene Kinder lernen, was ihnen ein gutes Gefühl vermittelt; sie entdecken, weswegen sie (und andere Menschen) sich schlecht fühlen, und sie entwickeln das Gefühl, durch eigene Aktivität beeinflussen zu können, wie sie sich fühlen und wie andere auf sie reagieren. Sicher gebundene Kinder lernen Situationen, auf die sie Einfluss haben, von solchen, in denen sie Hilfe benötigen, zu unterscheiden. Sie lernen, bei Konfrontationen mit einer schwierigen Situation aktiv Einfluss zu nehmen. Hingegen lernen Kinder, die Missbrauch, Misshandlungen oder Vernachlässigung erlebt haben, dass ihr Schrecken, ihre Bitten und ihr Weinen von ihren primären Bezugspersonen ignoriert werden. Nichts, was sie tun können, vermag die schlechte Behandlung, die sie erleben, zu stoppen oder ihnen Aufmerksamkeit und Hilfe zu verschaffen. So werden sie praktisch dazu konditioniert, bei Herausforderungen, mit denen sie später im Leben konfrontiert werden, aufzugeben.«[22]

In der Vergangenheit hat unser Gesundheitswesen leider über Jahrzehnte zu einer gravierenden Störung von Bindungen beigetragen, indem es Eltern verbot, ihre Kinder während eines Klinikaufenthaltes aktiv zu begleiten und im selben Zimmer zu übernachten. Ja, es war über Jahrzehnte gängige Praxis, schon dreijährige Kinder alleine in eine Kur zu schicken, die dann drei bis sechs Wochen dauerte, eine Ewigkeit für jedes davon betroffene Kind. Handelte es sich um ein Akutkrankenhaus, fanden zwar Kontakte statt, die allerdings aufgrund sehr eingeschränkter Besuchszeiten den notwendigen Bindungsbedürfnissen nicht entsprachen. Gleichzeitig waren die Krankenhausaufenthalte in der Vergangenheit wesentlich länger als heute, so dass auch hier die Trennung vom Elternhaus mit erheblichem Stress für das Kind einherging.

Oft können sich Menschen, die durch solche Krankenhausaufenthalte von ihren Eltern getrennt wurden, nicht aktiv an diese Zeit erinnern, kennen vielleicht nur die Geschichten darüber. Auch deswegen verbinden sie mögliche Auswirkungen bis in die Gegenwart hinein nicht mit diesem Ereignis. War die Bindungsbeziehung zuvor schon brüchig, so konnte ein Krankenhausaufenthalt von ein bis zwei Wochen ohne Kontakt zu den Eltern zu einer nachhaltigen traumatischen Erfahrung werden. Zumal das Krankenhauspersonal keinen angemessenen Ersatz darstellte und für emotionale Fürsorge in der Regel auch keine Zeit hatte.

Der 63-jährige Herr B. litt schon seit Schulzeiten an wiederkehrenden Depressionen, vor allen Dingen aber an einem Gefühl permanenter Verletzlichkeit, als handelte es sich um eine nicht mehr heilende, große Wunde in der Seele. Irgendwie habe er sich von seiner Mutter immer im Stich gelassen gefühlt. Diese Erfahrung setzt sich in seiner Ehe fort, die nach zwanzig Jahren scheitert. Als ich nachfrage, ob es in seiner Kindheit irgendwelche Besonderheiten gegeben hätte, fallen ihm zwei Operationen im Alter von acht und neun Jahren ein. Er könne sich an die extrem eingeschränkten Besuchszeiten erinnern, die für die 60er Jahre so typisch waren. Auch habe er eine Form der Narkose (Äther) erhalten, die mit schrecklichen Albträumen einhergegangen sei. Er habe dies niemandem mitteilen können, sich vielmehr »mutterseelenallein« gefühlt. Diese Einsamkeit trage er bis heute in sich. Damals habe er geglaubt, dass mit ihm etwas nicht stimme, oftmals beschleiche ihn dieses Gefühl noch heute. Einen Zusammenhang mit diesen Ereignissen habe er noch nie in Erwägung gezogen.

Ich schlage ihm vor, diese einschneidend traumatische Erfahrung, die sich in seinem Körper, in seinen Gefühlen und seinem Denken eingraviert hat, mithilfe des EMDR (Eye Movement Desensitization and Reprocessing) zu bearbeiten. Dabei handelt es sich um ein Traumaexpositionsverfahren, das mithilfe wechselnder Augenbewegungen dem Gehirn bei der Verarbeitung traumatischer Ereignisse helfen kann. Die Sitzung verläuft holprig, dennoch fühlt sich Hr. B. am Ende entspannter und selbstsicherer. So beenden wir die Stunde mit der Imaginationsübung des »reinigenden Lichtes«, bei der der Körper in der Vorstellung von Kopf bis Fuß mit heilsamem, reinigendem Licht »durchflutet« wird.

Zwei Wochen später berichtet er, dass es ihm für seine Verhältnisse recht gut ginge, nach der vergangenen Stunde habe es keine unangenehmen Nachwehen gegeben. Vielmehr habe er in den letzten Wochen einen intensiven Kontakt mit einer Frau begonnen. Einige Wochen später erzählt er, dass sich daraus eine feste Beziehung entwickelt habe. Vielleicht, bemerkt er, habe all das auch mit der EMDR-Sitzung vor einigen Wochen zu tun.

Aber springen wir nochmals zurück in die Zeit von Schwangerschaft, Geburt und Säuglings- und Kleinkindalter, wo alle Beziehungs- und Bindungserfahrungen ihren Ursprung haben und wo wichtige Weichen für das weitere Leben gestellt werden. Bessel van der Kolk beschreibt ein komplexes Geschehen mit einfachen Worten so: »Fühlen wir uns sicher und geliebt, spezialisiert sich unser Gehirn auf Exploration, Spiel und Kooperation; sind wir hingegen verängstigt und fühlen uns unerwünscht, spezialisiert unser Gehirn sich auf den Umgang mit Gefühlen der Angst und des Verlassenwerdens.«[23] Das hat weitreichende Konsequenzen.

In der Psychologie und Säuglingsforschung der letzten Jahrzehnte sind unterschiedliche Grundbedürfnisse entdeckt und beschrieben worden, die für unsere körperliche und seelische Gesundheit von zentraler Bedeutung sind. Werden diese Bedürfnisse dauerhaft nicht befriedigt, hat dies Konsequenzen für unsere Gesundheit und unser Wohlbefinden.[24] Zu diesen zentralen Entwicklungsgrundlagen zählen das Bedürfnis nach Orientierung und Kontrolle, das Bedürfnis nach Lustbefriedigung (dies ist in einem umfassenderen Sinn gemeint), das Vermeiden von Schmerz und Unwohlsein, das Bedürfnis nach Bindung sowie das Bedürfnis nach Selbstwerterhöhung.

Wächst der Mensch in einer ausreichend unterstützenden und wohlwollenden Umgebung auf, die seine Grundbedürfnisse anerkennt und befriedigt, entwickelt er sich in der Regel zu einem Kind, das neugierig auf die Um- und Mitwelt zugeht. Wächst ein Mensch hingegen in einer Umgebung auf, die diese Grundbedürfnisse immer wieder verletzt, so resultiert daraus oftmals eine Grundhaltung von Misstrauen und Vermeidung dem Leben gegenüber. So sind frühe Gewalterfahrungen, Vernachlässigung, sexuelle Ausbeutung und Misshandlungen oder der Verlust Sicherheit bietender Bezugspersonen »die wichtigsten Auslöser unkontrollierbarer Stressreaktionen während der frühen Phasen der Hirnentwicklung und führen bei Kindern auch weitaus rascher als bei Erwachsenen zur Aktivierung der archaischen Notfallreaktionen im Hirnstamm«[25]. Diese bestehen, da Kampf und Flucht für Kinder als Bewältigungsmöglichkeiten ausscheiden, aus innerem Rückzug, Resignation und Dissoziation. Nicht mehr spüren müssen, was außen passiert, scheint zunächst eine gute Lösungsstrategie. Sie kann allerdings vielfältige Folgen haben.

Aus der Säuglingsforschung ist bekannt, dass neben den physiologischen Bedürfnissen die emotionale Bindung für das Überleben ebenso wichtig ist. Selbstverständlich will ein Säugling gesättigt und gestillt werden, Ruhe, Wärme und Schlaf finden, wenn dies notwendig ist, die Umgebung erforschen dürfen, seine Sinne dabei einsetzen und Erfahrungen der eigenen Wichtigkeit machen können. Aber er benötigt dazu ein Geländer – eine sichere Bindung. Emotionale Bindung ist genauso unsichtbar wie die Luft zum Atmen, beides allerdings ist überlebensnotwendig. Dies zeigt sich nicht nur seelisch, sondern auch körperlich. So weiß man mittlerweile, dass emotionale Vernachlässigung sich sogar in einer mangelnden Ausbildung von Wachstumshormonen zeigt, so dass Körper- und Nervenwachstum nachhaltig gestört werden können.[26]

Bereits in den 1950er Jahren erkannte der englische Psychiater und Psychoanalytiker John Bowlby die Bedeutung emotionaler Bindung. Er entdeckte, dass Säuglinge im Laufe des ersten Lebensjahres aufgrund ihres biologischen Verhaltensrepertoires eine starke gefühlsmäßige Bindung zu einer Hauptbezugsperson entwickeln. Kommt es zur Trennung von dieser Person, erlebt der Säugling Angst und aktiviert ein Verhalten, das die Trennung zu überwinden versucht. So weint er, läuft, wenn er kann, der Bezugsperson hinterher oder klammert sich an sie. Wird ein Kleinkind von ihr oder einer anderen vertrauten Person in den Arm genommen, so beruhigt sich sein Bindungsbedürfnis. Bleibt das Bindungsbedürfnis wiederholt ungestillt, verändert der Säugling sein Verhalten und resigniert irgendwann.

Dies kann eindrucksvoll an den sogenannten Still-Face-Experimenten beobachtet werden, bei denen die Mutter während eines typischen Dialogs mit ihrem Säugling irgendwann gebeten wird, nicht mehr zu reagieren und ihre Gesichtszüge »einzufrieren«. Was man nun beobachten kann, ist zunächst ein ausgeprägtes Bemühen des Säuglings, die Aufmerksamkeit der Mutter zurückzugewinnen und die Beziehung wiederherzustellen. Dies geschieht mit Lächeln,

Versuchen, den Blickkontakt herzustellen, Winken, »Rufen« und dem Greifen nach der Mutter. Bekommt er keine Antwort, geht sein Verhalten in ein anklagendes Schreien und Hilferufen über, um dann schließlich in stereotype Bewegungsmuster überzugehen, an deren Ende er hilflos resigniert. Geschieht Ähnliches wiederholt und regelmäßig, kommt es zu einem Bindungstrauma.

Nun ist es keineswegs notwendig, dass diese Hauptbezugsperson die Mutter ist. Steht sie nicht zur Verfügung, können genauso gut andere Bindungspersonen an ihre Stelle treten, wie zum Beispiel eine verlässliche Großmutter, der Vater oder eine ebenso verlässliche Tagesmutter. Das Baby oder Kleinkind sucht die Hauptbindungsperson, wenn möglich, als Erstes auf. Ist sie nicht greifbar, folgen die weiteren Bezugspersonen entsprechend einer inneren Hierarchie.[27] Bindungspersonen können durchaus wechseln, der innere Bezugsrahmen dafür allerdings bleibt bestehen. Der Säuglings- und Bindungsforscher Brisch drückt das folgendermaßen aus: »Das Bindungssystem, das sich im Laufe des ersten Lebensjahres entwickelt, bleibt während des gesamten Lebens aktiv. Deshalb suchen auch Erwachsene in Gefahrensituationen die Nähe zu anderen Personen auf, von denen sie sich emotionale Hilfe und Unterstützung erwarten. In Situationen von Lebensbedrohung suchen sie ebenfalls Körperkontakt zur Beruhigung des aktivierten Bindungssystems. Werden diese Bedürfnisse befriedigt, so wird das Bindungssystem beruhigt.«[28]

Je nach Bindungserfahrungen im ersten Lebensjahr entwickelt sich, so die Erkenntnis von Bowlby und seinen Nachfolgern, ein entsprechendes Bindungsverhalten, das im weiteren Leben recht stabil bleibt. Man unterscheidet zwischen einer sicheren und einer unsicheren Bindung, wobei Letztere sich je nach Ausmaß der Erfahrungen unterschiedlich ausdifferenzieren kann. Menschen mit einer sicheren Bindungserfahrung verfügen über ein stabiles Urvertrauen und die Fähigkeit, ihr Leben aktiv und kompetent zu gestalten.[29]

Menschen mit einer unsicheren Bindung können entweder ein vermeidendes, ein ambivalentes oder ein desorganisiertes Beziehungsverhalten entwickeln. Wer als Kind in seinem Bindungsbedürfnis nach Nähe und Kontakt oftmals enttäuscht wird, reagiert verständlicherweise eher mit Vermeidung von nahen Beziehungen. So werden Beziehungen eher distanziert geführt und zu viel Nähe wird vermieden, um erneute Verletzungen zu verhindern.

Es kann sich aber auch ein ambivalentes Beziehungsverhalten entwickeln, wenn die ursprünglichen Bezugspersonen in ihrem Verhalten widersprüchlich waren, in dem sie mal Nähe, mal Zurückweisung zeigten. Ein Kind, das in einer solchen Umgebung aufwächst, wird sozusagen »nicht schlau« aus dem Verhalten seiner Bezugsperson, weil es keine Verlässlichkeit erfährt. In ihm widerstreiten auch weiterhin das Bedürfnis nach Nähe und die Angst vor Verletzung. Dies kann im späteren Leben Beziehungen erschweren, weil gerade dann, wenn es nah und intensiv wird, Verhaltensweisen auftreten können, die diese Nähe stören und wieder beenden. Schaut man sich die Ursprungserfahrung an, so wird auch dieses Verhalten durchaus verständlich und nachvollziehbar, mussten doch Säugling und Kleinkind die Erfahrung machen, dass vertrauensvolle Hingabe an die Bezugsperson immer wieder auch zurückgewiesen und enttäuscht wurde. Im späteren Leben einer solchen Enttäuschung lieber selbst zuvorzukommen, kann durchaus als kompetenter Lösungsversuch dieses Dilemmas verstanden werden. Der Preis dafür ist leider hoch.

Kommt es zu einer schweren Verletzung von Bindungsbedürfnissen durch fehlende oder missbrauchende primäre Bezugspersonen oder durch Eltern, die an einer Depression, an Alkohol- oder Drogenabhängigkeit leiden oder aber selbst unverarbeitete Traumata oder Verluste erlitten haben[30], kann sich eine desorganisierte Bindung entwickeln, die im Grunde kein festes Verhaltensmuster mehr erkennen lässt. Kinder, deren Bedürfnisse derart gravierend missachtet wurden, lernen früh zu dissoziieren, das heißt die unangenehmen Gefühle abzuspalten und nicht mehr wahrzunehmen. Dies geschieht meist um den Preis, dass auch anderes dissoziiert, das heißt nicht mehr wahrgenommen und abgespeichert wird. So berichten viele Patienten mit solchen Kindheitserfahrungen später, kaum oder gar keine Erinnerungen mehr an ihre Kindheit und Jugend zu haben. Diese und andere dissoziative Verhaltensweisen laufen oft so automatisch ab, dass sie kaum wahrgenommen werden, bei näherer Betrachtung allerdings erhebliche Einschränkungen für das Leben in der Gegenwart mit sich bringen. Ich gehe in einem eigenen Kapitel auf das Thema Dissoziation ausführlich ein.

Wenn man den eigenen Gefühlen, Wahrnehmungen, Gedanken und Verhaltensweisen nicht mehr vertrauen kann, resultiert hieraus eine tiefe Verunsicherung, die sich meist auch in verschiedenen weiteren psychischen Störungen ausdrückt. Spätestens an dieser Stelle wird deutlich, dass Bindungsverhalten eine Grundlage für die transgenerationale Weitergabe von Traumata darstellt. Brisch weist darauf hin, dass es einen hohen Zusammenhang gibt zwischen ungelösten Traumata der Eltern bei eigenen Vernachlässigungs-, Missbrauchs- oder Misshandlungserfahrungen und der Entwicklung eines desorganisierten Bindungsmusters bei ihren Kindern.[31] Er berichtet weiter, dass Adoptionsstudien von Kindern aus rumänischen Heimen, die schwerster Vernachlässigung ausgeliefert waren, nachweisen, dass auch noch nach Aufnahme in eine gut versorgende Umgebung sehr auffällige, dem desorganisierten Bindungsmuster zuzuordnende Verhaltensweisen über Jahre nachweisbar waren. Allerdings war ein »nur« vermeidender Bindungsstil nach Aufnahme in eine Pflegefamilie schon nach acht Monaten nicht mehr nachweisbar.[32]

Erst kürzlich wurde über den berühmten Hollywood-Schauspieler Cary Grant bekannt, wie traumatisch sich der frühe Verlust der Mutter auf seine Bindungsfähigkeit und sein Vertrauen ins Leben auswirkten. Neben seinen vier Ehen hatte er dutzende Affären, um seine traurige Kindheit zu kompensieren. Als er neun Jahre alt war, wurde seine Mutter wegen psychischer Probleme in eine Heilanstalt eingewiesen, ohne ihm die Zusammenhänge altersgerecht zu erklären und ohne den Ersatz einer unterstützenden Bezugsperson, die ihm Sicherheit und Halt hätte vermitteln können. »Ich kam eines Tages von der Schule nach Hause und sie war einfach weg. Meine Cousins erzählten mir, sie sei in einen Badeort gefahren«, so Grant. »Sie hinterließ eine Leere in meinem Leben, eine Stimmung tiefster Traurigkeit, die alles beein-

flusste, was ich je tat. Ich hatte immer das Gefühl, meine Mutter hätte mich nicht akzeptiert.«
Erst nach dem Tod seines Vaters Elias James Leach (1935) erfuhr er, dass ihn die Mutter gar nicht verlassen hat. Erst 21 Jahren später wurde sie aus der Heilanstalt entlassen und Grant hatte dann bis zu ihrem Tod wieder Kontakt zu ihr. Die Wunde allerdings blieb: »Ich war umgeben von allen Arten schöner Frauen. Doch ich war nie fähig, eine Bindung aufzubauen. Hätte ich besser Acht gegeben, hätte ich vielleicht Zufriedenheit in der Ehe gefunden.« Und vermutlich auch nicht in Drogen Zuflucht suchen müssen.[33]

Bindungstraumata hinterlassen also Spuren im Gehirn und prägen das Bindungsverhalten im weiteren Leben. Dies gilt in besonderer Weise für die frühe Phase der Gehirnentwicklung, die besonders anfällig für Störungen und Verletzungen ist, weil hier so viele Nervenzellverbindungen geknüpft werden wie sonst nie mehr im Leben. Elterliche Feinfühligkeit ist in dieser Phase notwendig für eine spätere stabile Entwicklung von Selbstvertrauen, Neugierde und einer guten Beziehung zu sich selbst und seiner Umwelt.

Werden eigene Bindungsauffälligkeiten nicht bewusst erkannt, reflektiert und verändert, ist die Wahrscheinlichkeit hoch, diese an die nächste Generation weiterzugeben. Traumatisierte Mütter verhalten sich im Umgang mit ihren Kindern nicht selten verängstigt. Daraus resultieren leicht widersprüchliche Kommunikationssignale, zum Beispiel durch einen raschen Wechsel von Gesichtsausdrücken, die dann für das Kind verwirrend, ängstigend und erschreckend wirken können.[34] Das hat Folgen für die nächste Generation, weil bis zu 80 Prozent der Kinder von traumatisierten Eltern ein desorganisiertes Bindungsmuster mit solchen widersprüchlichen Verhaltensweisen zeigen. Diese können in bindungsrelevanten Situationen, beispielsweise in Kinderkrippen, auch die Beziehung zwischen Kleinkind und Erzieherin erschweren und irritieren, so dass daraus eine ungünstige Wechselwirkung resultiert: Mit einem schwierigen Kind beschäftigt man sich weniger gern, was dessen Verhalten noch auffälliger werden lassen kann, was dazu führt, sich ihm noch weniger gerne oder noch weniger wohlwollend und zugewandt zu widmen.[35] »Wenn Babys und Kleinkinder merken, dass ihre Mütter mit ihrer Aufmerksamkeit anderswo sind, werden sie nervös.«[36] Nun können wir seit einiger Zeit beobachten, dass genau dies durch die digitalen Medien zunehmend passiert. Mütter checken ihre Nachrichten am Smartphone, während sie ihr Kind stillen oder füttern. Oft folgen Fütter- und Einschlafstörungen auf dem Fuße, wie die im Mai 2017 erschiene Blikk-Studie zeigt.[37] Die so wichtige frühe Bindung erfährt eine empfindliche Störung – mit Folgen. Kürzlich berichtete mir eine Kollegin aus der Geburtshilfe, dass Mütter mittlerweile sogar während der Ent-bindung – ein sehr passender Begriff der deutschen Sprache – am Smartphone aktiv bleiben. Dass das elterliche Verhalten selbstverständlich auch Vorbild für die Kinder ist, ist eine Binsenweisheit. Und so verwundert der zunehmend früher einsetzende Medienkonsum der Kleinen nicht. Die Folgen: Störungen der Sprachentwicklung, Hyperaktivität, Konzentrationsstörungen, Übergewicht u. a.

Es ist höchste Zeit, das Bewusstsein dafür zu schärfen und den politischen Druck für dieses Thema zu erhöhen, weil eine sichere Bindung die Grundausstattung unseres Lebens bestimmt und ein wesentlicher Schutzfaktor für seelische Gesundheit ist! Nicht nur können sich sicher gebundene Menschen besser um ihre Bedürfnisse kümmern, sie schließen auch mehr Freundschaften, können Krisen besser meistern und Konflikte flexibler lösen.[38]

Karl Heinz Brisch hat deswegen mit seinem Team ein Training der Feinfühligkeit entwickelt, in dem jungen Eltern lernen, die Bedürfnisse ihrer Kinder besser wahrzunehmen und auf diese einzugehen. Dabei wird auch darauf hingewiesen, wie wichtig die permanente Anwesenheit einer Bezugsperson in den ersten Lebensmonaten ist. »Das hat nichts mit Verwöhnung zu tun: Ein Säugling ist schlicht damit überfordert, seine Gefühle (etwa Ängste beim Einschlafen) alleine zu regulieren – er lernt dies nur, indem eine vertraute Person ihm zunächst dabei hilft«, so Brisch.[39]

Säuglinge sind von Natur aus zunächst stressanfällig und bedürfen deswegen der Beruhigung durch ihre Umwelt, durch ihre primären Bezugspersonen. Der Stress, der durch die normalen Erfahrungen von Hunger, Müdigkeit, Verunsicherung in fremder Umgebung, Verletzungen oder Krankheit ausgelöst wird, klingt erst wieder im Kontakt mit den primären, haltgebenden Bezugspersonen, ab.[40] Man könnte dieses Feinfühligkeitstraining mit dem Erwerb des Führerscheins vergleichen – mit theoretischem und praktischem Teil. Der Einsatz von Familienhebammen wurde bereits mehrfach in seiner Wirksamkeit belegt. Diese begleiten nach der Geburt über einen längeren Zeitraum Familien, vermitteln praktische Tipps, wobei sie insbesondere die Kommunikation zwischen Kind und Eltern »dolmetschen«. Wenn nötig, vermitteln sie rasch an weiterführende Stellen. Jeder hierfür eingesetzte Euro zahlt sich mehrfach aus – bis hin zur sinkenden Wahrscheinlichkeit einer späteren Straffälligkeit. Und deswegen ist auch die Politik gefordert, hierfür Gelder zur Verfügung zu stellen.

Eine sichere Bindung ist das Fundament für das weitere Leben. Der Vergleich mit einem erdbebensicheren Gebäude, in dem wir alle lieber wohnen als in einer Blechhütte, kommt einem in den Sinn. Zum Glück gilt auch hier: Renovierungsarbeiten sind immer möglich. Wenn Sie mit unsicheren Bindungserfahrungen zu kämpfen haben, dann können Sie durch gelingende Beziehungen in der Gegenwart heilsame neue Erfahrungen machen. Aus der Hirnforschung wissen wir: Jede dieser Erfahrungen verändert unser Gehirn und damit unser Fühlen, Denken und Handeln. Im zweiten Teil des Buches werden wir uns mit verschiedenen vertrauensbildenden Maßnahmen beschäftigen, die sich positiv auf unser Bindungserleben auswirken.

c. Emotionale Vernachlässigung und emotionaler Missbrauch

> *Im Laufe der Jahre hatte unser Forschungsteam immer wieder festgestellt, dass emotionale Misshandlungen und Vernachlässigung ebenso verheerend wirken können wie körperliche Misshandlungen und sexueller Missbrauch.*
>
> BESSEL VAN DER KOLK

Kindesmisshandlung hat unterschiedliche Gesichter. Während die meisten damit körperliche und/oder sexualisierte Gewalt in Verbindung bringen, gehen die subtileren Formen von körperlicher und seelischer Vernachlässigung und seelischer Gewalt oft unter. Die Weltgesundheitsorganisation WHO schlägt folgende Definition vor: »Kindesmissbrauch oder -misshandlung umfasst alle Formen der körperlichen und/oder emotionalen groben Misshandlung, des sexuellen Missbrauchs, der Verwahrlosung, der Vernachlässigung oder der kommerziellen bzw. anderweitigen Ausbeutung, die zu einer tatsächlichen oder möglichen Gefährdung der Gesundheit, des Überlebens, der Entwicklung oder der Würde des Kindes führen.«[41]

Die WHO tut gut daran, all dies unter Kindesmisshandlung zu subsumieren, weil die Bedeutung all dieser Formen von Gewalt – um nichts anderes handelt es sich dabei – für die Entstehung fast aller psychischen, psychosomatischen und auch bestimmter körperlicher Erkrankungen mittlerweile erwiesen ist. Dies konnte auch die Studie von Felitti nachweisen, auf die ich bereits im ersten Kapitel eingegangen bin. Auch die Bindungsforschung liefert handfeste Beweise dafür, wie bedeutsam und folgenschwer subtile Formen von Vernachlässigung auf die Entwicklung des Kindes wirken können (siehe voriges Kapitel).

Wie lassen sich körperliche Vernachlässigung, emotionale Vernachlässigung und seelischer Missbrauch definieren und erfassen? Es gibt einen sehr gut untersuchten Selbsteinschätzungs-Fragebogen, mit dem man sowohl im englischsprachigen Original wie auch nach seiner Übersetzung ins Deutsche diese Fragen beantworten kann (Childhood-Trauma-Questionnaire, CTQ).

Demnach lässt sich **körperliche Vernachlässigung** unter anderem an Folgendem festmachen:

- Hatte ich in meiner Kindheit genug zu essen;
- waren meine Eltern zu betrunken oder »high«, um sich um mich zu kümmern;
- musste ich verschmutzte Kleider tragen;
- kümmerte sich jemand adäquat um mich, wenn ich einen Arzt brauchte;
- konnte ich mich in meiner Kindheit grundsätzlich darauf verlassen, dass sich jemand um mich kümmerte und mich beschützte?

Diese Fragen geben einen »Geschmack« davon, was es bedeutet, ausreichend sicher und beschützt aufzuwachsen oder eben nicht. Dazu gehören eine angemessene körperliche Versorgung sowie das Erkennen von kindlicher Not und Hilfsbedürftigkeit. Um diese körperlichen Bedürfnisse zu stillen, müssen Eltern ausreichend präsent und anwesend sein und dies auch körperlich zum Ausdruck bringen, indem sie ihre Kinder tröstend in die Arme nehmen und so oder auf andere Weise ihr Mitgefühl zum Ausdruck bringen. Leiden sie zum Beispiel selbst unter einer Suchterkrankung oder Depression, ist dies oftmals nicht sichergestellt.

Die Grenzen zur **emotionalen Vernachlässigung** sind hierbei fließend. Wer auf die beschriebene Weise körperlich missachtet wurde, hat dies auch emotional gespürt. Hierbei geht es um das Gefühl, geliebt zu werden, in der Familie Unterstützung zu finden, zu erleben, dass man aufeinander achtgibt und füreinander wichtig ist. Wer all dies nicht erlebt hat, musste emotionale Nähe und Verbundenheit entbehren und erfuhr dadurch emotionale Vernachlässigung. Dieser Bereich ist auch deswegen subtil, weil diejenigen, die so aufwuchsen, in der Regel ja nichts anderes kennengelernt haben. Immer wieder berichten mir Patienten, dass dies doch ganz normal gewesen sei.

So erzählte mir der 61-jährige Herr J. zunächst von einer schönen Kindheit und Jugend. Er habe vielfältige Freiräume genossen und sei mit seinen Geschwistern »mehr in der Natur als zu Hause aufgewachsen«. Als ich ihn fragte, was seine Eltern beruflich gemacht hätten, berichtete er, dass beide Vollzeit berufstätig gewesen seien, um das Eigenheim »abzuarbeiten«. Die Frage, wer sich denn um ihn und seine jüngeren Geschwister gekümmert hätte, veränderte plötzlich seine Stimmung. Nachdenklich, fast ein wenig traurig wirkend, berichtete er davon, sich meist einsam gefühlt zu haben. Insbesondere im Haus sei es oft unerträglich gewesen, deswegen habe man sich so häufig wie möglich draußen aufgehalten. Schon etwa mit fünf oder sechs Jahren hatte er die Verantwortung für seine zwei jüngeren Geschwister übernehmen müssen und servierte ihnen mittags die vorbereiteten belegten Brote. Oft reichte das Essen allerdings nicht, so dass man sich im Sommer an den Früchten in der Nachbarschaft satt aß, im Winter gelegentlich hungrig blieb, wenn die Nachbarin ihnen nichts zusteckte.

Um die Schule kümmerten sich die Eltern nicht. Trotz einer Empfehlung für die Realschule schickten ihn seine Eltern in die Hauptschule. Schon mit 12 Jahren verdiente er sich über Zeitungsaustragen ein zusätzliches Taschengeld, um mit seinen Schulkameraden in der Freizeit mithalten zu können. Die Frage, ob er sich von seinen Eltern wahrgenommen oder gar geliebt gefühlt habe, verneint er. Er habe sich darüber bisher nie Gedanken gemacht, weil er es so für normal gehalten habe.

Im Rahmen der weiteren Therapie, die er wegen einer ausgeprägten Burn-out-Symptomatik begonnen hatte, wird ihm deutlich, dass er sein ganzes bisheriges Leben als »Selfmademan« absolviert hatte. Bereits wenige Jahre nach Abschluss einer Kfz-Lehre hatte er sich selbständig gemacht. Er hatte letztlich einen Betrieb mit zehn Mitarbeitern aufgebaut und nebenher für Freunde und Bekannte an deren Autos »geschraubt«. Den Sonntag hatte er dann oft auf dem Motocrossplatz verbrachte, wo er quasi umsonst als Notfallmechaniker tätig war. Freie Wochenenden kannte er nicht, Urlaube unternahm er höchst selten, und wenn doch, dann nur für maximal eine Woche. Dabei blieb er telefonisch stets mit seinen Mitarbeitern in Kontakt. Im Rahmen der Psychotherapie erkannte er mehr und mehr den Zusammenhang zwischen der emotionalen Vernachlässigung in seiner Kindheit und seinem Muster an Verausgabungsbereitschaft für andere. Er stellte fest, dass er nie gelernt hatte, dass er selbst auch wichtig oder gar liebenswert sei. Mit seinem übergroßen Engagement suchte er eigentlich nur eines – Anerkennung. Erstmals verstand er aus dieser Perspektive auch, warum er letztlich immer nur sehr kurze Beziehungen hatte. Die jeweiligen Frauen trennten sich nach kurzer Zeit von ihm. Der Grund war immer derselbe: Er hatte keine Zeit für sie.

Diese Patientengeschichte macht sehr eindrücklich deutlich, welche Lebensmuster in Form von persönlichen Grundüberzeugungen und Verhaltensweisen sich als Antwort auf eine ungünstige Lebensumwelt in der Kindheit entwickeln können. Die persönliche Landkarte unseres Patienten, mit der er sich durch sein Leben navigierte, war geprägt von einem Höchstmaß an Unabhängigkeit und Leistungsbereitschaft. Er hatte dies früh gelernt und verinnerlicht und immer unhinterfragt als seine besondere persönliche Eigenschaft angesehen. Nicht selten war er auch stolz auf sich gewesen. Erst durch seinen Zusammenbruch erkannte er die Einseitigkeit seines bisherigen Lebensentwurfes und entwickelte eine starke Motivation, daran etwas zu verändern und gegenzusteuern.

Emotionaler Missbrauch geht über das Beschriebene hinaus und zeichnet sich durch Herabwürdigungen, Beleidigungen und Demütigungen zunächst innerhalb der Familie, später auch außerhalb aus. Es zeigt sich in Äußerungen wie: »Besser wärst du nie geboren; du bist zu nichts nutze, du bist doch viel zu dumm; wie kann man nur so faul sein; ich hasse dich.« Bestrafungen mit Liebesentzug und Hausarrest gehören ebenfals zu dieser Form des Missbrauchs wie das Zerstören von Kinderspielzeug. Sie hinterlassen gravierende Spuren. Wer Derartiges erleben und mit solchen oder ähnlichen Sätzen aufwachsen musste, schenkt ihnen auf irgendeine Weise immer auch Glauben. Zum einen orientiert sich ein Kind immer zuerst an den Eltern, weil es lange Jahre meist keinen Vergleich hat. Zum anderen ist jedes Kind, wie wir wissen, auf Bindung angewiesen. Es befindet sich somit in der Zwickmühle, abgelehnt zu werden und dennoch zu versuchen, ein Mindestmaß an Nähe wiederherzustellen. Dies gelingt am ehesten dann, wenn es die Botschaften der Eltern verinnerlicht und sich entsprechend verhält.

Als Frau Z. zu mir in Therapie kam, wurde rasch deutlich, dass sie eine grauenhafte Kindheit und Jugend mit einer alkoholkranken Mutter und einem jähzornigen, gewalttätigen und sexuell übergriffigen Vater hinter sich gebracht hatte. Von alldem konnte sie allerdings nur in vagen Andeutungen sprechen. Fiel dennoch einmal ein Lichtstrahl in das Dunkel ihrer Vergangenheit, dissoziierte sie für viele Stunden, kauerte in eine Decke gehüllt in der Ecke und bekam nichts mehr mit; jeglicher Kontakt zur Außenwelt war wie abgeschnitten. Oder aber es meldeten sich innere Stimmen, die sie aufs Wüsteste beschimpften, behaupteten, man würde ihr sowieso nicht glauben, sie sei nichts wert und besser überhaupt nicht da. Im Laufe eines langjährigen Therapieprozesses wurde das Dissoziieren weniger. Auch gelang es ihr, den Stimmen reale Erfahrungen ihrer Kindheit zuzuordnen, um damit behutsam immer wieder aufs Neue die Unterscheidung zwischen einer traumatischen Vergangenheit und einer heute anderen und besseren Gegenwart zu etablieren.
Als wir wieder einmal darauf gestoßen waren, dass ihre Mutter sogar die Tatsache ihrer Geburt als Schande bezeichnet hatte, ja, dass die Ablehnung sich sogar schon auf die Schwangerschaft selbst bezog, entschlossen wir uns gemeinsam folgende **Imaginationsübung mit idealen Eltern** zu kreieren und nannten sie:

Willkommen, liebe Seele

Wir begeben uns auf die innere Bühne, in der Welt der Vorstellungskraft. Hier können wir uns heute Zeugung, Schwangerschaft und Geburt auf eine neue Weise ausmalen ... Und

so sind Sie eingeladen, sich vor Ihrem inneren Auge zwei ideale Eltern vorzustellen ... Beide, Vater und Mutter, sind liebevoll und zugewandt. Vor einiger Zeit haben sie sich kennengelernt und ihre Liebe zueinander gefunden ... Sie sind beglückt von der Schönheit der Natur und ihrer Liebe zueinander.
Und so entsteht der Wunsch nach einem gemeinsamen Kind, das sich schon bald tatsächlich ankündigt. Sobald die Mutter dies bemerkt, beginnt sie Kontakt aufzunehmen zu dem kleinen Wesen in ihrem Leib. Sie erzählt ihm von der Schönheit der Natur, von den Farben der Dinge, von Sonnenaufgängen, dem Duft der Bäume, dem Lachen, von Freundschaft und Blumen und von ihrer Liebe zum Leben ... und allem, was ihr sonst noch in den Sinn kommt ... Je größer das Kind in ihrem Bauch wird, desto mehr entwickeln sich Zwiegespräche, und geradeso als ob es antworten würde, auf die Stimme, auf die Geschichten der Mutter, beginnt es freudig zu strampeln ...
Auch der Vater bringt seine Freude zum Ausdruck, indem er ein Lied auf seinem Lieblingsinstrument komponiert, das er jeden Tag anstimmt ... und auch darauf reagiert das kleine Wesen mit Bewegungen im Bauch seiner Mutter ... Und immer wieder im Laufe des Tages halten die Eltern kurz inne und legen die Hände auf den Bauch, der nun von Tag zu Tag runder wird. Sie erzählen ihrem Kind, wie sehr sie sich auf es freuen, dass es willkommen ist in ihrem Leben auf dieser Welt ...
Um diese Freude und Dankbarkeit auszudrücken, entwickeln Mutter und Vater ein Ritual, das sie durch die Schwangerschaft begleitet: Morgens wird eine Schale mit frischem lebendigem Quellwasser gefüllt, das abends der Erde zurückgegeben wird.
... Endlich ist es so weit und die Geburt steht an. Unterstützt von einer erfahrenen Hebamme soll ihr Kind zur Welt kommen ... an einem guten, einem behüteten Ort. Wenn Sie mögen, dürfen Sie sich hilfreiche Wesen und Begleiter an diesem Ort vorstellen, genauso geht es ohne.
... Und dann erblickt das kleine Wesen das Licht der Welt, kuschelt sich an den warmen Körper seiner Mutter und be-

ginnt an ihrer Brust zu nuckeln. Zufrieden schläft es dort ein. Auch die erschöpften, aber überglücklichen Eltern schließen für einige Augenblicke dankbar die Augen.

Aus der Hirnforschung wissen wir um die Bedeutung kraftvoller, wohltuender, heilsamer innerer Bilder. Unser Gehirn unterscheidet im Kern nicht zwischen realen und vorgestellten Erfahrungen. Sie selbst können dies ausprobieren, wenn Sie sich vorstellen, wie Sie jetzt eine reife Zitrone aufschneiden und sich den Saft auf die Zunge träufeln. In der Regel werden Sie einen verstärkten Speichelfluss bemerken und vielleicht sogar einen säuerlichen Geschmack auf der Zunge wahrnehmen. Die Vorstellung allein vermag körperliche Reaktionen auszulösen, die uns das Gehirn vermittelt hat.

Und so verwunderte es auch nicht, dass Frau Z. im Anschluss an diese Imaginationsübung davon berichtete, wie es in ihr deutlich ruhiger geworden war, wie die inneren abwertenden Stimmen an Vehemenz und Lautstärke eingebüßt hatten. Deshalb wiederholten wir diese Übung und nahmen sie digital auf, damit Frau Z. sie in ihrem Alltag immer wieder hören und vertiefen konnte.

Imagination hat eine bedeutsame Kraft. Vermutlich ist sie die älteste Heilmethode, die die Menschheit kennt. Seit Jahrtausenden wird sie in schamanischen Traditionen angewandt. Vor allem aber nutzen sie viele Menschen intuitiv in schwierigen Zeiten, um Trost, Schutz, Geborgenheit und Halt zu erleben. Sie folgen damit einer inneren Weisheit, man könnte auch sagen, dem »inneren Arzt«. Die Hirnforschung bestätigt heute die Wirksamkeit solcher Rituale und den Nutzen mentaler Bilder und Imaginationen.[42]

So kann unsere innere Vorstellungskraft zu einem wirksamen Gegengewicht zu belastenden und sogar traumatischen Erfahrungen werden. Sie vermag aus vermeintlicher Ausweglosigkeit zu führen und kann dabei helfen, Erfahrungen nachzuholen, die man entbehren mussten, wie dies im oben beschriebenen Leben von Frau Z. der Fall war. Unser Organismus reagiert auf allen Ebenen auf wohltuende innere Bilder. Dies zu trainieren, das heißt regelmäßig zu üben, sorgt für mehr Kontrolle im eigenen Leben und über das oft unkontrollierte innere Erleben. Ich kann Sie deshalb nur ermutigen, davon möglichst häufig Gebrauch zu machen.

Das Thema »Emotionale Vernachlässigung und emotionaler Missbrauch« ist unverändert aktuell, das zeigt die Studie »Achtsamkeit in Deutschland: Kommen unsere Kinder zu kurz?«, die im Juni 2017 von der Universität Bielefeld im Auftrag der Bepanthen-Kinderförderung veröffentlicht wurde. Untersucht wurde, wie die Achtsamkeit ihrer Eltern von Kindern (6 bis 11 Jahre) und Jugendlichen (12 bis 16 Jahre) empfunden wird und welche Auswirkungen das Fehlen von Beachtung haben kann.

Das Ergebnis ist beunruhigend: Fast jedes dritte Kind (31 Prozent) und jeder fünfte Jugendliche (17 Prozent) fühlt sich von seinen Eltern nicht beachtet. Sie haben den Eindruck, dass sich ihre Eltern nicht gerne mit ihnen beschäftigen, auch wenn diese das durchaus tun. Das sind insgesamt 1,9 Millionen Kinder und Jugendliche in Deutschland, die die Qualität der Zuwendung und Unterstützung ihrer Eltern als ungenügend erleben. Mit gravierenden Folgen: Nicht beachtete Kinder und Jugendliche weisen Defizite in ihrem Selbstbewusstsein, ihrem Vertrauen in die Welt, ihrer Lebenszufriedenheit und Empathiefähigkeit auf. Prof. Dr. Holger Ziegler warnt:»Wenn Kinder das Gefühl haben, dass innerhalb der Familie nicht auf ihre Bedürfnisse eingegangen wird, ist das eine erschreckende Erkenntnis. Denn nicht vorhandene Achtsamkeit ist für die Entwicklung von Kindern so gravierend wie ein Leben in Armut.«[43]

Erstaunlich ist auch, dass das Maß an achtsamem, respektvollem Verhalten gegenüber Kindern unabhängig vom sozioökonomischen Status, der Familienkonstellation, der Schichtzugehörigkeit und vom Migrationshintergrund ist.

An was wurde Achtsamkeit bemessen? Gefragt wurde nach dem Gefühl von Beachtetwerden und Geliebtsein; beispielsweise mit Aussagen wie:»Meine Eltern merken, ob es mir gut geht«, oder: »Meine Eltern hören mir ganz genau zu, wenn ich etwas sage.« Auch wurde einbezogen, ob sich Eltern bei ihren Kindern danach erkundigen, was sie im Laufe eines Tages erlebt haben, und ob sie ihre Zuneigung zeigen und ausdrücken, indem sie zum Beispiel sagen: »Ich habe dich lieb.« Das Interesse an den eigenen Kindern, egal in welchem Alter, gehört zur elterlichen Fürsorge. Ebenso gehört materielle und vor allem emotionale Unterstützung dazu: bei einer Prüfung mitfiebern, eine Aufführung in der Schule besuchen, einen Sportwettkampf begleiten. Das vermittelt Zutrauen in die Fähigkeiten der Kinder und fördert die Entwicklung von Selbstvertrauen. Laut der genannten Studie erleben unbeachtete Kinder und Jugendliche nur etwa zu 50 Prozent eine solche Art von Dabeisein und Unterstütztsein.

Von der emotionalen Unterstützung hängt allerdings viel für die weitere Entwicklung der Kinder und Jugendlichen ab, mitunter mit lebenslangen Folgen. In der Familie entstehen Gefühle von Sicherheit und Geborgenheit, die die Grundannahmen gegenüber Menschen und dem Leben als Ganzem bestimmen.

Achtsamkeit, Aufmerksamkeit, Bezogenheit und Liebe gegenüber den eigenen Kindern sind ganz wesentlich von der seelischen Gesundheit der Eltern abhängig. Nicht selten bleibt dieser fürsorgliche Blick auf die Kinder aus, wenn die Eltern in Behandlung kommen, wenn sie es denn überhaupt dorthin schaffen. Hinter jeder psychischen Erkrankung in einer Familie stehen auch Kinder, die dadurch belastet werden. Sie sind einem erhöhten Risiko ausgesetzt, ebenfalls eine psychische Störung zu entwickeln, weil genetische Faktoren und Umweltstress interagieren. Stress entsteht für das Kind auch dadurch, dass ein erkrankter Elternteil meist weniger feinfühlig und zugewandt reagieren kann. Wenn ein Kind nun selbst zusätzlich genetisch belastet ist, wirken sich diese Umgebungsfaktoren gravierender aus. Kinder leiden unter Desorientierung, sie sind verängstigt und verwirrt, weil sie das elterliche Verhalten nicht einordnen können. Sie schlagen sich oftmals mit Schuldgefühlen herum, weil sie glauben, für die Probleme der Eltern verantwortlich zu sein. Sie halten sich in der Regel an ein Kommunikationsverbot, weil sie damit sich und die Familie schützen wollen, und geraten dadurch nicht selten in Isolation, weil sie weder darüber mit anderen sprechen können noch Freunde mit nach Hause bringen dürfen.[44]

Wege aus diesen schwierigen Situationen sind Prävention und

Aufklärung. Die betroffenen Eltern müssen behandelt und gleichzeitig über den bedeutsamen Zusammenhang zwischen ihrer Erkrankung und dem Wohl ihrer Kinder aufgeklärt werden. Genauso benötigen die Kinder Unterstützung, müssen spielerisch oder im verbalen Austausch die Möglichkeit haben, sich mitzuteilen und damit ihre Isolation zu durchbrechen. Für all das ist die Zusammenarbeit von Institutionen wichtig. In den letzten Jahren sind in Deutschland erfreulicherweise viele Initiativen entstanden, die präventive Angebote für Kinder psychisch kranker Eltern bereithalten. Hinweise findet man zum Beispiel unter folgenden Internetadressen: www.netz-und-boden.de, www.kipkel.de oder www.familienberatungszentrum.de/partnerschaft.htm; www.mutter-kind-behandlung.de; www.diakonie-wuerzburg.de.

Spätestens seit der großen, bereits erwähnten Studie von Felitti ist bekannt, dass insbesondere Süchte einen erheblichen Einfluss auf die Entwicklung von Kindern haben. Wer in einer Sucht gefangen ist, kann sich meist nicht einfühlsam um seine Kinder kümmern. Ähnliches gilt auch für schwere Depressionen, Posttraumatische Belastungsstörungen und Psychosen, um nur einige Erkrankungen zu nennen.

Ein Blick auf die aktuellen Zahlen macht deutlich, um welches Ausmaß es sich handelt. Die Bundesregierung geht von folgenden Annahmen aus: Bei rund 3,8 Millionen Kindern und Jugendlichen unter 18 Jahren leidet im Laufe eines Jahres ein Elternteil an einer psychischen Erkrankung. Bei 2,65 Millionen Kindern handelt es sich um die Diagnose Alkoholmissbrauch oder -abhängigkeit. Schätzungsweise 6,6 Millionen Kinder leben bei einem Elternteil mit riskantem Alkoholkonsum. Rund 60.000 Kinder haben vermutlich mit einem opiatabhängigen Elternteil zu tun und leben teilweise mit diesem zusammen. Die Dunkelziffer gilt als sehr hoch.

Weiterhin leiden etwa 37.500 bis 150.000 Kinder unter pathologisch glücksspielsüchtigen Eltern, wobei in den meisten Fällen der Vater betroffen ist. Zahlen über Kinder von Eltern, die unter anderen Verhaltenssüchten wie Kaufsucht oder Onlinesucht leiden, liegen nicht vor. Ebenso wenig sind in Deutschland Zahlen verfügbar über Kinder aus Familien, in denen Cannabis, Kokain, Methamphetamin, neue psychoaktive Substanzen oder Medikamente konsumiert werden.

»Es ist kritisch zu bewerten, dass die bisherigen Statistiken zu Kindern aus suchtbelasteten Familien häufig auf Schätzungen oder Hochrechnungen beruhen, sofern Informationen vorhanden sind«, heißt es in der Broschüre »Kinder aus suchtbelasteten Familien«, die die Drogenbeauftragte eigens zu ihrer Jahrestagung herausgegeben hat. Die 70-seitige Broschüre gibt nach ihren Angaben erstmalig einen komprimierten Überblick der Studienlage zu dem Thema. Anzufordern über: publikationen@bundesregierung.de.[45]

Die Anzahl der betroffenen Kinder macht beinahe sprachlos, weil daraus meist Vernachlässigung resultiert, die lebenslange Folgen haben kann. Oft handelt es sich dabei um subtile Wunden, die deswegen lange nicht auffallen. Darum gilt: Jedes einzelne betroffene Kind ist eines zu viel und alle müssen hinschauen lernen – Nachbarn, Lehrer, Jugendämter, Ärzte, Beratungsstellen etc.

Bleiben die Probleme der Kinder unbemerkt und unberücksichtigt, haben sie mit den Folgen oft ein Leben lang zu kämpfen. Das Erkrankungsrisiko für Ängste, Depressionen, Suchterkrankungen, Hyperaktivität, Posttraumatische Belastungsstörungen, Selbstverletzungen, Selbstwertprobleme und körperliche Erkrankungen steigt. Ärzte, die diese suchtkranken Eltern behandeln, haben eine besondere Verantwortung, auch auf das Wohl der Kinder zu schauen und unter Umständen Jugendämter oder andere Stellen einzuschalten. Das gilt auch bei psychisch kranken Eltern. Ein aktueller Beschluss des diesjährigen Deutschen Ärztetags in Freiburg fordert jetzt: »Ärzte, insbesondere Hausärzte, Psychiater und Psychotherapeuten, die psychisch erkrankte Eltern behandeln, sollten auch an deren Kinder denken, diese in ihr Behandlungskonzept miteinbeziehen oder sie gegebenenfalls in entsprechende Hilfesysteme weiterleiten.«[46]

Ein letzter Punkt ist mir an dieser Stelle ganz wichtig: Das Hinschauen und Handeln fängt nämlich bereits innerhalb der Familie an, beim jeweils anderen Elternteil. Das Nichteinschreiten wider besseres Wissen ist ebenfalls eine Form von Vernachlässigung. Von

Missbrauch, ja, von Gewalt würde ich sprechen, wenn der andere Elternteil mitbekommt oder auch nur ahnt, dass das eigene Kind sexualisierter oder körperlicher Gewalt ausgesetzt ist, und dennoch nicht schützend eingreift. Dies geschieht in der Regel aus Angst vor den Konsequenzen in Form von ebenfalls angedrohter Gewalt, möglichem Auseinanderbrechen der Familie und Öffentlichwerden einer beschämenden Tat.

Aus Sicht der Bindungsforschung ist diese Mittäterschaft fatal, weil sie dem Kind auch das zweite Standbein entreißt. So schlimm das Erleben der geschilderten Traumata ist, so sehr vermag eine solche Erfahrung in einer tragenden, sicheren anderen Beziehung auch wieder aufgefangen zu werden und sogar auszuheilen. Wenn allerdings Vater und Mutter »gemeinsame Sache« machen, verraten beide ihr Kind, was zu den schlimmsten Erlebnissen gehört, die einem Menschen in Kindheit und Jugend passieren können.

Hier nochmals einige hilfreiche Internetadressen:

- www.netz-und-boden.de
- www.kipkel.de
- www.familienberatungszentrum.de/partnerschaft.htm
- www.mutter-kind-behandlung.de
- www.diakonie-wuerzburg.de.
- https://www.safe-programm.de/
- https://www.khbrisch.de/
- www.kinderschutzhotline.de oder Telefon: 0800/19 210 00

3. Der Zweite Weltkrieg und seine Folgen – transgenerationale Weitergabe von Traumata

Es gab eine Zeit in Deutschland, die erst vor wenigen Jahren zu Ende ging, als den Angehörigen der Kriegskinderjahrgänge der Gedanke noch völlig fremd war, sie hätten als Generation ein besonderes Schicksal.

SABINE BODE

Nimm sehr ernst, was ich dir jetzt sage, mein Sohn: Euer Kind wird die Last eures geheimsten Ich tragen und es wird nur erblühen können, wenn ihr selbst erblüht.

THOMAS SAUTNER

Die Zitate stimmen auf die Erkenntnis ein, dass Vergangenes lange nicht vorbei sein muss, ja, dass es bis in die Gegenwart hinein Auswirkungen haben kann. Diese Spuren können sogar, und das wird viele verwundern, diejenigen betreffen, die an den vergangenen Ereignissen gar nicht persönlich teilhatten. Es scheint so etwas wie ein unsichtbares Band zwischen den Generationen zu geben, das gerade dann, wenn man die Verbindung eigentlich vermeiden möchte, am stärksten ist. Und selbst die Zukunft wird davon betroffen sein, wenn es uns nicht gelingt, den Fluch der Vergangenheit zu überwinden. Dies geschieht zunächst und vor allem, wenn das Schweigen gebrochen wird, das wie Mehltau auf den Gefühlen und den Beziehungen liegt.

»Die Zeit scheint für heute tätige PsychotherapeutInnen gekommen, in ihrer Arbeit dem Schatten der kollektiven Vergangenheit mehr Raum zu geben, als dies bisher der Fall gewesen zu sein scheint. Es geht darum, nicht nur zu wissen, sondern auch sich erschüttern zu lassen, um zu trauern und die Vergangenheit zu akzeptieren, wie sie war, um schließlich gegenwärtiger sein zu können. Nicht akzeptiertes und integriertes Vergangenes hindert am Gegenwärtigsein, darüber belehren Psychoanalyse und Traumaforschung seit Längerem und spirituelle Traditionen seit Jahrtausenden.«[47]

Mit diesen Worten beginnt Luise Reddemann ihr viel beachtetes Buch über Kriegskinder und Kriegsenkel in der Psychotherapie. Sie weist mit Nachdruck und Eindringlichkeit darauf hin, dass die Spuren der Vergangenheit auch mehr als siebzig Jahre nach Kriegsende noch gegenwärtig und sichtbar sind. Sie haben häufig mit Scham und Schuld, mit Todesangst und Ohnmacht zu tun, alles Gefühle, die lieber verdrängt als wahrgenommen werden. Das allerdings hat zur Folge, dass auch die folgenden Generationen betroffen waren und heute noch sind, wie es verschiedene Forschungsrichtungen mittlerweile belegen können (Epigenetik, Bindungsforschung, Familientherapie, Traumatherapie).

Die Zahlen zeigen das Ausmaß der seelischen Kriegsschäden. Hartmut Radebold weist in seinem Buch *Spurensuche eines Kriegskindes*[48] darauf hin, dass 2,5 Millionen Kinder nach dem Zweiten Weltkrieg ohne Vater aufwuchsen. Es gab 1,7 Millionen Kriegswitwen, über 60 Prozent der deutschen Kinder und Jugendlichen waren vom Zweiten Weltkrieg betroffen, ein Drittel davon seelisch verletzt, ein Drittel traumatisiert und nur etwa ein Drittel hatte den Weltkrieg ohne gravierende Wunden überstanden. Die Konstellation der Vaterlosigkeit führte nicht selten dazu, dass viele Mütter eine sehr enge, oft symbiotische Beziehung zu ihren Kindern entwickelten, die deren eigenständige Entwicklung erschwerte und sie oftmals emotional überforderte. Auf diese sogenannte Parentifizierung und ihre Folgen gehe ich weiter unten noch ein.

Gleichzeitig erlebten circa 1,9 Millionen später in Deutschland lebende Frauen eine Vergewaltigung, 1,4 Millionen davon in den deutschen Ostgebieten, 500.000 in der späteren sowjetischen Besatzungszone. 14 Millionen Menschen mussten zwischen 1944 und 1947 ihre Heimat verlassen und wurden vertrieben, circa 470.000 Zivilisten starben auf der Flucht.[49] Dieses unendliche und unausgesprochene Leiden zahlloser Mütter traf auch ihre Kinder. Circa 60

Prozent der heute älteren Deutschen machten im Zweiten Weltkrieg traumatische Erfahrungen, es werden zwei bis sechs kriegsbezogene Traumata wie Flucht, Tod nahestehender Angehöriger, Armut in der Nachkriegszeit, Flüchtlingsstatus, Luftangriffe etc. angegeben.[50] Kaum bekannt ist auch, dass 500.000 bis 700.000 Jugendliche in Deutschland nach dem Krieg in Heime kamen, weil ihre Eltern oder alleinerziehenden Mütter mit ihnen nicht zurechtkamen. Vor dem Hintergrund traumatischer Kriegserfahrungen verwundern diese Zahlen nicht. Allerdings waren Heime leider allzu oft wiederum Orte erneuter Demütigung und Traumatisierung, wie unter anderem die Geschichte von Herrn G. im Kapitel 5 a »Das Schweigen brechen« eindrucksvoll belegt, die exemplarisch für das Schicksal von Millionen steht.

All diese belastenden und traumatischen Erfahrungen der Kriegs- und Nachkriegszeit sind nicht selten verbunden mit schlechter körperlicher und seelischer Gesundheit. Alleine die Rate Posttraumatischer Belastungsstörungen infolge des Zweiten Weltkriegs schwankt zwischen 4,5 und 31 Prozent bei denjenigen, die den Krieg erlebt haben. Wenn man die unvollständig ausgeprägte Form der Posttraumatischen Belastungsstörung hinzunimmt, die in ihrer Auswirkung nicht minder bedeutsam ist und zum Beispiel Flashbacks oder quälende Albträume mit sich bringt, ergeben sich Zahlen von 25 bis 33 Prozent. Diese Zahlen beziehen sich nur auf die Posttraumatische Belastungsstörung, nicht aber auf weitere psychische Erkrankungen und Auffälligkeiten, die durch Kriegserfahrungen resultieren können, allen voran Depression und Ängste.

Noch weniger bekannt ist, dass viele körperlich nicht begründbare Beschwerden, insbesondere Schmerzzustände, oftmals in einem unmittelbaren Zusammenhang mit solchen traumatischen Erfahrungen stehen. Spätestens seit der großen Felitti-Studie[51] ist anerkannt, dass frühkindliche Traumatisierung nicht nur mit vermehrter seelischer Belastung und Leiden einhergeht, sondern auch das Risiko für körperliche Erkrankungen wie die des Herzkreislaufsystems, für chronische Lungenerkrankung, Diabetes, Lebererkrankungen etc. sehr eindrucksvoll erhöht. Im Kapitel 2 a habe ich hierüber schon kurz berichtet.

Aus der aktuellen Stress- und Traumaforschung gibt es Hinweise, dass dies auch mit einer Aktivierung von Entzündungsprozessen im Körper zu tun hat. Traumatischer Stress löst im Körper also ähnliche Abwehrreaktionen aus wie ein Grippevirus. Unser Körper muss dafür Energie aufwenden, die ihm dann anderswo fehlt. Wie sich das anfühlt, hat vermutlich jeder schon mal erlebt: Wenn man mit einem grippalen Infekt in den Knochen nur eine Treppe raufsteigt und sich fühlt, als hätte man einen Berg erklommen. Der Unterschied: Eine Grippe ist meist nach 10 bis 14 Tagen vergessen, traumatischer Stress leider nicht.

Das deutlich erhöhte Erkrankungsrisiko hat darüber hinaus auch mit einer sehr eingeschränkten oder fehlenden Bereitschaft, medizinische und therapeutische Anlaufstellen aufzusuchen und Hilfe anzunehmen, zu tun. Wer früh gelernt hat, alles mit sich selbst auszumachen, weil da niemand war, der sich um einen kümmerte, hält sich auch in seinem weiteren Leben meist an diese Maxime. In der Kriegsgeneration kommt hinzu, dass kaum jemand gelernt hat, auf seinen Körper zu achten und sich um ihn zu kümmern. In besonderem Maße gilt dies für die Männer. Wer mit einer Ideologie erzogen wurde, die forderte, »hart wie Kruppstahl« zu sein, der hatte tief verinnerlicht, dass es zuallererst um Härte gegen sich selbst, das Ignorieren von Schmerzen als Warnsignal und keinesfalls um das Eingeständnis von Hilfsbedürftigkeit ging.

Die Folgen all dessen waren subtil und zunächst oft nicht erkennbar. Man war ja nach dem Krieg vor allen Dingen kollektiv mit dem Wiederaufbau beschäftigt, der das Vergangene vergessen machen sollte. Es gab schlichtweg keinen Ort, keinen Raum, in dem man das Erlittene hätte betrauern oder gar therapeutisch hätte aufarbeiten können. Viel zu leicht wäre man dabei auch in das Dilemma geraten, von der eigenen Täterschaft als Deutscher ablenken zu wollen. Weit entfernt war man von der heute akzeptierten Erkenntnis, dass viele eben beides waren, Täter und Opfer. Einer der Interviewpartner von Sabine Bode drückt das eindrucksvoll folgendermaßen aus: »Es gab also nach dem Krieg in jeder Familie gute

Gründe, schlechtes Gewissen abzuwehren. Dafür haben nicht nur unsere Väter gesorgt, sondern auch unsere Mütter und die Großeltern. So entstand Nebel. Jetzt löst er sich langsam auf.«[52] Und das ist gut und wichtig so.

So etwas wie Psychotherapie als Krankenkassenleistung gab es noch lange nicht, und wenn es das gegeben hätte, wäre eine Therapie vermutlich als Eingeständnis von Schwäche und Versagen nicht in Anspruch genommen worden. Noch in den 60er Jahren zeigte ein viel beachteter Gutachterstreit, dass immer noch die Vorstellung vorherrschte, dass Folgeschäden des Krieges der Charakterschwäche und nicht dem erlittenen Leiden zuzuschreiben seien. Der Name Alexander Mitscherlich steht für das erfolgreiche Erstreiten einer anderen, neuen Sichtweise. Es sollte allerdings noch Jahrzehnte dauern, bis diese sich wissenschaftlich und gesellschaftlich durchsetzte.

In dem vielschichtigen Spielfilm *Das Wunder von Bern* aus dem Jahre 2003 werden vor dem Hintergrund der sportlichen Ereignisse um den Gewinn der Fußballweltmeisterschaft die gesellschaftlichen und sozialen Verhältnisse im Nachkriegsdeutschland erzählt. Vater Richard kommt nach 12 Jahren traumatisiert aus dem Krieg und der russischen Gefangenschaft zurück in seine Heimat, in der seine vierköpfige Familie mittlerweile gut gelernt hat, ohne ihn zurechtzukommen. Mutter Christa versucht mit Mühe, mit einer kleinen Kneipe die familiäre Existenz zu sichern. Der 17-jährige Sohn Bruno wendet sich dem Kommunismus zu, weil er in ihm den Gegenentwurf zur Nazi-Ideologie zu erkennen meint. Die 16-jährige Tochter flirtet mit dem ehemaligen Feind, einem britischen Besatzungssoldaten, während der 11-jährige Sohn Max seinen Vater noch nie gesehen hat.
Im Fußballidol Helmut Rahn, dem Matchwinner der Weltmeisterschaft, erkennt er sein Vorbild, das gleichzeitig als Vaterersatz dient. Eindrucksvoll beschreibt der Film die Folgen von Krieg und Traumatisierung für eine deutsche Nachkriegsfamilie. Immer wieder führen die vom Vater verinnerlichten Grundsätze von Befehl und Gehorsam zu Auseinandersetzungen, die nicht selten auch

mit körperlicher Gewalt einhergehen. Glücklicherweise gelingt es dem Film zu zeigen, wie die Sprachlosigkeit von Vater und Sohn über den Fußball überwunden werden und wieder eine Verbindung hergestellt werden kann. In vielen deutschen Familien hat dies allerdings nicht stattgefunden.

In typischer Weise zeigt *Das Wunder von Bern*, dass Empathie für Kinder nicht dem verinnerlichten Erziehungsideal entsprach, das einerseits von den Nationalsozialisten, andererseits aber auch von weitverbreiteten Erziehungsratgebern, zum Beispiel denen der Ärztin Dr. Johanna Haarer, propagiert wurde. Ihre Erziehungsmethoden, von Drill, Strenge und Gefühlskälte geprägt, wurden noch weit über die Zeit der Nationalsozialisten hinaus verbreitet. So waren Sprachlosigkeit zwischen den Generationen, Unverständnis für die Probleme der eigenen Kinder und das Abspalten von Gefühlen an der Tagesordnung. Sabine Bode schreibt dazu in ihrem Buch *Nachkriegskinder:* »Seelischer Schmerz war keine Kategorie. Probleme wurden häufig nicht ernst genommen, sondern als ›Problemchen‹ abgetan. Kinder wurden nicht getröstet, sondern beschwichtigt.«[53]

Wer seine eigenen Gefühle verdrängen musste, konnte sich auch nicht mit den Sorgen und Nöten seiner Kinder auseinandersetzen und beschäftigen. Vielmehr dominierte meist ein unausgesprochener Grundsatz, dass »eure Probleme doch nichts sind im Vergleich zu den unsrigen«. Und noch etwas war typisch im Verhalten der Eltern, insbesondere der Väter: Körperkontakt fand selten bis gar nicht statt. So erzählt die Tochter des bekannten Alters- und Traumaforschers Hartmut Radebold hierzu Folgendes: »Also mein Vater hat ganz wenig mit uns körperlich gespielt und gerauft, und so ein ganz selbstverständlicher körperlicher Umgang miteinander – das war einfach nicht.«[54]

Diese elterlichen Verhaltensweisen führten nicht selten zu einer Verkehrung der Eltern-Kind-Beziehung. Nicht die Eltern waren für ein gutes Miteinander und das Glück ihrer Kinder verantwortlich, vielmehr fühlten viele dieser Kinder sich selbst in umgekehrter Weise für das Glück ihrer Eltern verantwortlich. Sie hatten früh verinnerlicht, dass ihre Eltern unter irgendetwas Unausgespronem litten, und gemerkt, dass sie mit einem möglichst ausgeglichenen Wesen zum Trost der Eltern beitragen konnten. Kinder versuchen auf eine oft sehr eindrucksvolle Weise zum Gelingen des familiären Miteinanders beizutragen, von dem sie selbst am allermeisten abhängen. Deswegen richten sie sich nach den ungestillten Bedürfnissen ihrer engsten Bezugspersonen aus, wenn sie spüren, dass ihre Bezugspersonen dies nicht für sich selbst regeln können. In der Psychologie gibt es hierfür den Ausdruck der **Parentifizierung**. Er beschreibt genau diese Rollenumkehr, die oftmals erhebliche Konsequenzen für die weitere persönliche Entwicklung mit sich bringt. Wer früh gelernt hat, sich um die Bedürfnisse anderer zu kümmern, behält dies oft auch im späteren Leben bei. Diesen Menschen fällt es schwer, einerseits eigene Bedürfnisse überhaupt wahrzunehmen und andererseits dann für diese angemessen einzutreten und bisweilen notwendige Grenzen zu ziehen. Es können vielerlei Abhängigkeitsformen resultieren, die sich dann auf das Berufs- und Privatleben auswirken können.

Und noch etwas ist typisch für ein Aufwachsen im Nachkriegsdeutschland: Viele berichten zunächst, dass sie eine gute Kindheit hatten, es ihnen an nichts gefehlt habe und die Ausbildungschancen gut waren. Immer wieder höre ich in Gesprächen mit Patienten auf die Frage nach der Zuwendung der Eltern: »Nein, Zärtlichkeit und liebevolle Zuwendung fanden nicht statt, aber das war doch ganz normal in dieser Zeit, so erging es doch allen anderen auch.« Erst durch eine neue Außenperspektive, die unter anderem durch Psychotherapie entstehen kann, erkennen dann viele, dass sie mit ihren eigenen Kindern später intuitiv ganz anders umgegangen sind und dass ihnen selbst wohl doch etwas gefehlt hat, das sie an dieser Stelle glücklicherweise nicht an die nächste Generation weitergegeben haben. Denn »normal« heißt nicht zwangsläufig »gut und richtig«.

Bei näherer Betrachtung taucht ein weiteres, zunächst unverständliches Phänomen auf: **Schuld- und Schamgefühle**. Diese speisen sich auf der einen Seite aus der wiederholten Erfahrung, trotz aller Anstrengung die Eltern nicht wirklich dauerhaft glücklich machen zu können. Auf der anderen Seite steht die in aller

Regel verschwiegene reale Schuld, die viele Kriegsheimkehrer auch auf sich geladen hatten. Man kann die gesellschaftliche Entwicklung der 68er-Generation auch vor diesem geschichtlichen Hintergrund verstehen, bei der es ja unter anderem um ein friedliches, neues Miteinander ging (»love, peace and harmony«). Kriegsdienstverweigerung und Friedensprojekte wurden en vogue, wie um die Schuld der Väter zu begleichen und vielleicht auch indirekt an den Pranger zu stellen. Denn über viele Jahre mussten Kriegsdienstverweigerer – schon das Wort ist bezeichnend – vor Gericht ihre Entscheidung begründen und trafen dabei nicht selten auf Richter aus der Nazizeit.

Aber kehren wir noch einmal zu typischen Erziehungsstilen und ihren Auswirkungen zurück. Die Erkenntnisse der Bindungsforschung, über die ich schon berichtet habe, machen deutlich, dass die Atmosphäre in jungen Familien im Nachkriegsdeutschland erhebliche Probleme für die Bindungsfähigkeit der Säuglinge mit sich brachte.

Der Kinderarzt Rudolf Degwitz schreibt 1946 in seinem Ratgeber *Über die Erziehung gesunder Kinder*: »Die erzieherische Hauptaufgabe während des Säuglingsalters [...] besteht nun eben neben der Sicherstellung seines körperlichen Gedeihens darin, den Säugling zu lehren, dass Unlustgefühle zum Lebensalltag gehören und von ihm ohne Gefühlsausbrüche und ohne die Belästigung seiner Umgebung ertragen werden müssen.« Im Hinblick auf eine konsequente Erziehung fährt er fort: »Je nach Schwere des Vergehens kann ein Kind für Stunden, ja für Tage völlig übersehen und in einen leeren Raum gestellt werden.«[55] Diese Sichtweise eines anerkannten Experten ist erschütternd.

Zum Glück haben sich nicht alle Mütter an diese wahnwitzigen Empfehlungen gehalten, sondern sind ihrer Intuition nach liebevoller Zuwendung gefolgt. Berücksichtigt man allerdings, dass es leider auch Eltern gab, die – sicher im Glauben, das Beste für ihr Kind zu tun – diesen Erziehungsmaßstäben gefolgt sind, so wird verständlich, dass traumatische Bindungserfahrungen weitverbreitet waren, die sich auch noch auf die sogenannte Enkelgeneration, also die Kinder der Nachkriegskinder, auswirken. Als diese sich, unter anderem angeregt durch das Buch *Kriegsenkel* von Sabine Bode, zunehmend in Foren, Seminaren und Selbsthilfegruppen zusammenschlossen, wurde ihnen erst deutlich, wo Parallelen und Gemeinsamkeiten lagen.

Die Kinder der Kriegskinder, also die Kriegsenkel, in der Regel werden die Jahrgänge der 60er und 70er Jahre hiermit gemeint, hatten es mit Eltern zu tun, die nicht direkt am Krieg beteiligt waren, die aber ihre Kindheit im Krieg erlebt haben. Auch diese Enkelgeneration hatte daher traumatisierte Eltern, denen man sich mit seinen eigenen Fragen und Problemen nicht zumuten konnte. Auch sie erlebten eine erheblich eingeschränkte Klaviatur der Gefühle, auch sie fühlten sich häufig für ihre Eltern und deren Wohlergehen verantwortlich. Mehr noch als die Generation davor, deren Eltern ja Kriegsteilnehmer und daher potentiell Täter waren, fühlt sich diese Enkelgeneration allerdings loyal an ihre Eltern gebunden und hat deswegen Mühe damit, »den Finger auf die Wunde der mangelnden Fürsorge und Feinfühligkeit zu legen«[56].

Wenn wir von den Kriegsfolgen sprechen, sprechen wir von Stresserfahrungen massivster Art. Forschungsergebnisse belegen, dass solche Stresserfahrungen vor allem dann Auswirkungen auf die Folgegeneration haben, wenn sie unverarbeitet weiterwirken. Traumafolgestörungen sind Stressverarbeitungsstörungen, und wie wir gesehen haben, wurde das Problem nach dem Zweiten Weltkrieg über Jahrzehnte hinweg nicht erkannt und nicht behandelt.

Schon der ungeborene Fötus erlebt im Mutterleib ganz unmittelbar den unverarbeiteten Stress der Mutter aus Gegenwart und Vergangenheit. Über die Gebärmutter steht er in direktem Kontakt mit dem mütterlichen Blutkreislauf und bekommt so auch immer etwas von deren Stresshormonen wie Adrenalin und Cortisol ab. Sein noch unreifes Gehirn kann damit sehr viel schlechter umgehen als ein erwachsenes. Nicht selten zeigen diese gestressten Kinder nach der Geburt dann ein auffälliges Verhalten, wie beispielsweise vermehrtes Schreien, was wiederum die Beziehung zwischen Mutter und Kind belastet. Eine Mutter, die mit eigenen unverarbeiteten Stresserfahrungen beschäftigt ist, steht in der Gefahr, dem Verhalten des Kindes nicht einfühlsam und tröstend, sondern zurückweisend und aggressiv zu begegnen. Die Konsequenzen sind erheblich, ein Teufelskreis schließt sich.

Der Fötus reagiert auch schon auf die Muskelspannung im mütterlichen Organismus, die sich vor allen Dingen über die Bauchmuskeln vermittelt. Für seine Gehirnentwicklung benötigt er Platz. Steht die Mutter unter permanenter Anspannung, zieht sich ihr Bauch zusammen und beeinflusst so die Entwicklung von Wachstum und Stresstoleranz des Säuglings auf ungünstige Weise bereits vor dessen Geburt.

Ferner spielen auch genetische Faktoren eine Rolle, so gibt es Genabschnitte, die darüber entscheiden, ob Menschen stressempfindlicher sind als andere. Aber selbst über die Auswirkung eines genetischen Erbes entscheidet die Umgebung mit, das hat seit wenigen Jahren die Forschung der **Epigenetik** festgestellt. Sie untersucht, welche Umweltbedingungen darüber entscheiden, welche Gene aktiviert werden und welche nicht. Deshalb schließt sich auch hier der Kreis. Traumatisierte Eltern, die nicht gelernt haben, mit ihren eigenen Stresserfahrungen kompetent umzugehen, geben die Belastung häufig ungefiltert an ihre Kleinsten weiter. Durch Stress verändertes Erbgut in Spermien und Eizellen konnte man in Tierexperimenten bereits nachweisen. Somit können also die Erfahrungen und Verhaltensweisen der Elterngeneration auf die nächste und vielleicht auch weitere Generationen tatsächlich **vererbt** werden. Es spricht sehr viel dafür, dass es sich bei uns Menschen ähnlich verhält.

Sind beim Säugling nun die »Stressgene« aktiviert, belastet ihn eine entsprechende Umgebung wesentlich gravierender als ein Baby ohne »eingeschaltete« Stressgene. Es gerät rasch in eine erhöhte Alarmbereitschaft, die das Gehirn derart fordert, dass es für andere Entwicklungsschritte nur eingeschränkt zur Verfügung steht. Die Folgen können vielfältig sein: Selbstberuhigungskompetenzen sind eingeschränkt, Feinfühligkeit für andere oft ebenfalls, psychische Auffälligkeiten wie ADHS, emotionale Instabilität und andere psychische Erkrankungen sind die Konsequenz.[57]

Die Epigenetik liefert mittlerweile also Hinweise darauf, dass der mütterliche Stress, der sich unter anderem in einem erhöhten

Cortisolspiegel, unserem Stresshormon, widerspiegelt, offensichtlich auf die nächste Generation übertragen wird und sich auch dann bei den Nachkommen findet, wenn diese gar keinem Stress ausgesetzt sind. Das allerdings erklärt, warum manche Menschen bestimmte eher neutrale Situationen als gefahrvoll und bedrohlich erleben.[58] So interpretieren diese Menschen beispielsweise neutrale Gesichtsausdrücke eher als aggressiv oder ablehnend.

Gleichzeitig liefert die Epigenetik mittlerweile auch Hinweise darauf, dass durch positive Erfahrungen wie eine gelungene Psychotherapie der Zugriff auf solche Genabschnitte wieder rückgängig gemacht, sie also sozusagen wieder »abgeschaltet« werden können.[59]

Wie ich bereits beschrieben habe, sagt das Bindungsverhalten der Mutter mit hoher Treffsicherheit das spätere Bindungsmuster des Kindes voraus. Kann die primäre Bezugsperson mit eigenem Stress nicht angemessen und regulierend umgehen, gibt sie diesen ungefiltert an ihr Kind weiter. Weil der Säugling mit seinem erst in Entwicklung befindlichen Gehirn damit am schlechtesten umgehen kann, sind die Folgen für sein weiteres Leben so gravierend. Dieser Teufelskreis muss möglichst früh erkannt und unterbrochen werden, damit nicht immer neue Generationen davon betroffen werden.

Schließlich spielen die **Spiegelneuronen** unseres Gehirns für die transgenerationale Weitergabe von Erfahrungen, egal welcher Art, eine wichtige Rolle. Dieses Netzwerk an Nervenzellen lässt uns mit anderen Menschen mitfühlen und uns in sie und in die Erfordernisse einer Situation einfühlen.[60] Ein innerhalb der Familie traumatisiertes Kind spürt intuitiv, dass es sich zum eigenen Schutz besser dem Täter unterwirft. Diese Art von Nähe, so paradox es scheint, aktiviert das Bindungssystem und mildert dadurch die eigene Angst ab. Außerdem beruhigt sie meist auch den Täter, allerdings um den Preis, dessen Gefühle über die Spiegelneuronen in sich aufzunehmen. Das können Schuld- und Schamgefühle, die auch ein Täter haben kann, aber meist verdrängt (eher bei Mädchen, die sich meist unterwerfen), sein, aber auch Aggressivität und Wut (eher bei Jungen, die den Täter oft imitieren). So werden aus

Opfern nicht selten später Täter, wenn dieser Kreislauf der Gewalt und Unterwerfung nicht bewusst unterbrochen wird. Vermutlich sind die Spiegelneuronen auch daran beteiligt, bestimmte Erziehungsstile und Erziehungsvorstellungen weiterzugeben. Es gibt im Übrigen viele Sprichwörter in der deutschen Sprache, die solche Sichtweisen zementiert haben. Manch einem wird erst im Laufe der Erziehung der eigenen Kinder bewusst, dass ein bestimmter Satz, eine bestimmte Handlung von der eigenen Mutter oder dem eigenen Vater stammt. Selbst dann, wenn man sich vielleicht in jungen Jahren geschworen hat, die eigenen Kinder so auf keinen Fall zu erziehen. Sätze wie »ein deutscher Junge kennt keinen Schmerz« prägen eine ganze Generation. Aber auch subtilere Überzeugungen wie »Eigenlob stinkt« oder »den Tag nicht vor dem Abend loben« können äußerst prägend sein, wenn sie dazu eingesetzt wurden, die Freude über kleine Erfolge im Alltag zu ersticken. Es kann lohnend sein, sich auf die Suche nach solchen, die eigene Entwicklung einschränkenden Überzeugungen zu machen und ihnen heute bewusst zu widersprechen.

Ein Erbe kann man auch ausschlagen! Einer unbewusst übernommenen Überzeugung kann man auch widersprechen. Genau darum geht es, wenn der Kreislauf von Gewalt, unterdrückten Gefühlen, mangelnder Autonomie und Freiheit unterbrochen werden soll. Dabei können Rituale und Gesten helfen: Man kann bewusst und laut zu einem bestimmten Satz »Nein« sagen, man kann einen Brief an eine bestimmte prägende Person aus der eigenen Biographie schreiben, den man nicht unbedingt abschicken muss, aber vielleicht vergraben oder verbrennen kann. Vorstellbar ist auch, einen »Erbschein« zu gestalten und diesen dann zum Beispiel zu zerreißen. Mithilfe all dieser Rituale kann man zum Ausdruck bringen: »Ich nehme dieses Erbe nicht an«, »ich widerspreche deiner Überzeugung«, oder: »Ich gebe dir heute dieses Erbe zurück.«

Es geht dabei nicht darum, dass eine vielleicht noch lebende Person heute noch etwas lernt, sich verändert oder verzeiht. Das geschieht leider allzu selten. Sondern es geht um einen persönlichen Akt der Befreiung und des Neubeginns. Dafür brauche ich das Gegenüber von damals nicht. Und ich bin auch nicht angewiesen auf eine bestimmte Antwort des anderen, die ich mir wünschen würde. Das würde wieder nur eine neue Abhängigkeit schaffen, aus der ich mich ja befreien will.

4. Dissoziation – der Schleier des Vergessens und Übersehens. Was ist Dissoziation und wie kann man sie erkennen und bewältigen?

Das Gewahrsein auszuschalten und das Leugnen zu kultivieren ist oft zur Sicherung des Überlebens erforderlich; doch der Preis, den wir dafür zahlen, ist, dass wir nicht mehr genau wissen, wer wir sind, was wir fühlen und worauf und wem wir vertrauen können.

BESSEL VAN DER KOLK

Zur Häufigkeit dissoziativer Symptome schwanken die Angaben. Da allerdings schon die schwerste Form der Dissoziation, die Dissoziative Identitätsstörung (früher multiple Persönlichkeit genannt), 0,5 bis 1,0 Prozent der Allgemeinbevölkerung betrifft[61], kann man wohl von deutlich höheren Prozentzahlen, vermutlich 4 bis 10 Prozent der Bevölkerung, für die unterschiedlichen Formen von Dissoziation ausgehen.[62] Gleichzeitig, und das passt zu dieser Störung, werden dissoziative Symptome von Betroffenen und Ärzten und selbst von Psychotherapeuten und Psychiatern häufig übersehen. Betroffene kommen nicht selten wegen Folgeproblemen wie zum Beispiel verstärkte Vergesslichkeit in Behandlung, haben oft keine Begriffe für das, was sie schon sehr lange begleitet oder schämen sich dafür.[63] Man muss also gezielt und behutsam danach fragen, um Dissoziation zu erfassen.

Dissoziation ist eine grundsätzliche Fähigkeit unseres Organismus, mit extremem, lebensbedrohlichem Stress umzugehen. Diese Abspaltung, so lässt sich Dissoziation am besten übersetzen, kann unterschiedlich stark ausgeprägt sein und wenige Sekunden, Minuten oder auch Stunden andauern. Gelegentlich wird sie zur zweiten Natur, besteht also quasi dauerhaft. Oft weiß man hinterher nicht, wie lange die Dissoziation gedauert hat: Das Zeitgefühl geht verloren. So etwas kann beispielsweise bei einem schweren Autounfall passieren, wo jemand sichtbar verletzt ist und dennoch dem Notarzt mitteilt, dass mit ihm alles in Ordnung sei und er sich getrost um die anderen kümmern könne. Das Gegenteil sollte der Notarzt allerdings tun! Denn vorübergehende Schmerzfreiheit trotz einer schweren Verletzung macht ja eine Wundversorgung nicht entbehrlich, sie ist nur eine geniale Hilfestellung unseres Organismus, die es uns unter Umständen ermöglicht, uns noch in Sicherheit zu bringen und Hilfe zu holen, bevor wir zusammenbrechen.

Zunächst reagiert unser Organismus auf lebensbedrohliche Gefahr mit Kampf oder Flucht. Erst wenn das nicht mehr geeignet erscheint, kann unser Gehirn uns immer noch schützen, indem es uns aus der traumatischen Situation innerlich herauslöst. Man erlebt und vor allem erleidet in diesen Momenten dann nicht mehr, was körperlich und seelisch mit einem passiert. Meist wird die Dissoziationsneigung früh in der Kindheit gelernt, auch wenn unser Gehirn diesen Notausgang bei höchster Gefahr ein Leben lang wählen kann und dies auch tut.»Somit ist Dissoziation eine in der Kindheit gelernte Schutzreaktion, die verhindert, die Integrationsfähigkeit des kindlichen Ichs zu überfordern, zum Beispiel bei zu großer Widersprüchlichkeit der eigenen Wahrnehmung, bei zu großer Bedrohung durch übermächtige Erwachsene oder bei nicht aushaltbaren Gefühlen.«[64]

Dass bereits scheinbare Kleinigkeiten in der frühen Entwicklung von Kindern eine derart gravierende Auswirkung haben können, war lange nicht klar. Mittlerweile wird einerseits kindliche Vernachlässigung mit Dissoziation in Verbindung gebracht.[65] Andererseits entdeckten Forscher »einen *auffälligen und unerwarteten* [Hervorhebung im Original] Zusammenhang zwischen mütterlicher Distanziertheit und Fehleingestimmtheit in den ersten beiden Lebensjahren und dissoziativen Symptomen in der frühen Kindheit […] Wenn die wichtigsten Bezugspersonen die Bedürfnisse eines kleinen Kindes ignorieren oder ihm verübeln, dass es überhaupt existiert, lernt es, Zurückweisungen und Rückzug kommen zu sehen, und versucht dann, mit dem, was ihm unvermeidlich bevorsteht, so gut wie möglich fertigzuwerden, indem es die Feindseligkeit oder Vernachlässigung der Mutter weitgehend ausblendet und so tut, als spiele sie keine Rolle. Der Körper des Kindes jedoch verbleibt in solch einem Fall wahrscheinlich in einem Zustand hoher Wachsamkeit, jederzeit bereit, Schläge, Deprivation und Verlassenwerden abzuwehren. Dissoziation bedeutet, gleichzeitig zu wissen und nicht zu wissen.«[66]

Eine solche früh im Leben gelernte Schutzreaktion auf Bindungstraumatisierung bahnt die Wahrscheinlichkeit, im weiteren Leben darauf zurückzugreifen, selbst wenn keine Gefahr mehr besteht. Und genau hier beginnt das Problem. Der lebendige Lebensvollzug ist unterbrochen oder behindert, das Selbstverständliche gerät ins Stocken und der Zugang zu vielem, was uns als Menschen auszeichnet und erfüllt sein lässt, ist verstellt. Betroffene Menschen erleben sich gegenüber ihrer Lebenswelt distanziert und entfremdet (Derealisation), sie haben oft das Gefühl, sich selbst von außen zu beobachten, neben sich zu stehen oder wie durch Nebel zu schauen (Depersonalisation).

Erleben Menschen in ihrer Kindheit körperliche oder sexualisierte Gewalt, wird das Angstsystem aktiviert und sorgt oft dafür, innerlich aus der Situation auszusteigen. Körperempfindungen und Gefühle können dann abgespalten werden und die gesamte Erinnerung kann verloren gehen. Solche Einschränkungen machen eine eingehende Beschäftigung mit ihnen notwendig. Schauen wir uns das genauer an.

Dissoziation kann sich auf unterschiedliche Bereiche in bedeutsamer Weise auswirken. Oft sind **Denken** und Kognitionen beeinträchtigt. Man nennt das Amnesie, wenn die Erinnerung an wichtiges Vergangenes betroffen ist, zum Beispiel an Geburtstagsfeiern, Schulereignisse oder Ähnliches aus Kindheit und Jugend. So berichten viele in dieser Zeit Traumatisierte, dass ihre Kindheit »irgendwie im Nebel liegt« und ihnen sehr vage erscheint, sie zum Beispiel nur von anderen erzählte Geschichten abgespeichert haben, sich aber nicht selbst daran erinnern können. Oder sie erinnern sich nur an wenige Bilder oder einzelne Sätze. Die Erinnerung ist wie ein Flickenteppich, Traumatherapeuten sprechen von einer fragmentarischen Erinnerung. Das kann auch dazu führen, dass man von traumatischen Ereignissen nicht zusammenhängend erzählen kann oder anzweifelt, dass sie wirklich passiert sind. Selbstverständlich können wir uns an vieles aus unserer Kindheit nicht erinnern. Wenn allerdings keine Erinnerungen an Einschulung, Kommunion, Kindergeburtstage, Ausflüge oder andere bedeutende Ereignisse vor dem zehnten Lebensjahr existieren, ist das auffällig. Viele meiner Patienten berichten mir, dass ihre Erinnerung überhaupt erst mit 15 Jahren beginnt. Das ist nicht normal.

Wie eine Staumauer das Wasser zurückhält, sorgt die Dissoziation dafür, dass die Erinnerung zurückgehalten und nicht ins Bewusstsein gelassen wird.»Ca. 30 % aller in der frühen Kindheit Traumatisierten haben eine vollständige, ein weiteres Drittel zeitweise eine partielle Amnesie für die belastenden Ereignisse.«[67] Solche Einschränkungen können das Denken und Erinnern allerdings bis in die Gegenwart behindern, was dann zu Problemen am Arbeitsplatz oder in Beziehungen führen kann.

Wenn es sich um traumatische Erinnerungen handelt, ist das zunächst sehr verständlich und irgendwie auch entlastend. Problematisch allerdings ist, dass sich das Zurückgehaltene immer wieder unpassend und ungefragt Zugang ins Bewusstsein verschafft, so, als hätte die Staumauer undichte Stellen, die dem Druck des Wassers nicht standzuhalten vermag. Genau das ist das Resultat von frühen seelischen und körperlichen Verletzungen und Traumata. Die Vergangenheit ist eben nicht vorbei, sondern nur abgespalten, dissoziiert. Sie sickert immer wieder in die Gegenwart durch und kann unterschiedliche Bereiche von Körper und Seele erfassen.

Das **Gefühlsleben** kann schnell durcheinandergeraten. So können sich heftige Ängste melden, obwohl keine sichtbare Gefahr besteht, oder man wird von Schuldgefühlen zerfressen, nur weil man mal »Nein« gesagt hat. Genauso können unangemessene Wutausbrüche eine Beziehung gefährden oder dazu führen, dass man entweder sich selbst oder anderen wehtut. Überhaupt schwanken die Gefühle rasch und unkontrolliert, so dass man sich ihnen ausgeliefert fühlt und nicht mehr Herr im eigenen Haus ist. Selten stellt man einen Zusammenhang zu darunterliegenden traumatischen

Verletzungen her, weil sie abgespalten sind, sondern gibt sich eher selbst die Schuld. Auch emotionale Taubheit (als ob die Fähigkeit zu fühlen verloren gegangen wäre) ist ein typisch dissoziatives Symptom, das ja auch durchaus sinnvoll ist: Besser nichts empfinden, als sich an Schmerzhaftes erinnern. Meist bleibt dabei allerdings auch das Empfinden für Positives auf der Strecke.

Dissoziiert sein kann eine Menge an **körperlichen Funktionen und Fähigkeiten**. So kann es zu einer Veränderung der Wahrnehmung kommen und jeden Sinnesbereich betreffen. Sehstörungen wie Tunnelblick oder Nebelsehen können genauso auftreten wie eigenartige Hör- oder Geruchsempfindungen. Es kann dazu kommen, bestimmte Körperbereiche nicht mehr zu spüren und sogar gänzlich schmerzunempfindlich zu sein (Anästhesie). Aber auch das Gegenteil kann passieren: Schmerzen können plötzlich da sein, ohne dass es einen organischen Grund dafür gibt; der Körper erinnert sich, das Bewusstsein nicht. In den Bereich der Körperphänomene gehören auch unerklärbare Lähmungserscheinungen. Hier liegt ein wesentlicher Grund dafür, dass Betroffene oft jahrelang im Gesundheitssystem herumirren, bevor die richtige Diagnose und damit die geeignete Therapiemöglichkeit gefunden werden.

Auch auf die **Verhaltensebene** kann sich Dissoziation auswirken: Man kann sich an bestimmte Ereignisse aus dem Alltag nicht mehr erinnern, auf die andere einen ansprechen. Man stößt auf Dinge, die man getan haben muss, ohne darum zu wissen. Man findet sich an einem Ort wieder und weiß nicht genau, wie man dorthin kam. Bei manchen Menschen geht das innere Durcheinander so weit, dass sie das Gefühl haben, als würden unterschiedliche Persönlichkeitsanteile in ihnen handeln, die voneinander wenig bis nichts wissen. Man spricht dann von einer Dissoziativen Identitätsstörung (früher multiple Persönlichkeitsstörung). Daraus resultiert meist eine erhebliche Verunsicherung, weil das Gefühl für die eigene **Identität** dann gestört ist. Die Frage, wer ich eigentlich bin, lässt sich in solchen Fällen nicht mehr eindeutig und klar beantworten.

Dissoziation kann somit unterschiedlichste Bereiche des Erlebens und der Wahrnehmung betreffen: die Gedanken, die Erinnerungen, den Körper, die Gefühle, das Verhalten und die eigene Identität.

Was ist daran problematisch und warum lohnt sich der Aufwand, daran zu arbeiten?

In Situationen von traumatischem Stress ist die Dissoziation eine hilfreiche Notfallreaktion. Wird sie häufig ausgelöst, entsteht leicht ein Automatismus für Dissoziation, auch wenn keine Gefahr mehr besteht. Eine solche »symptomatische Dissoziation« ist problematisch, weil sie die Funktionsfähigkeit im Alltag und die Lebensqualität stark beeinträchtigt. Die Kontrolle geht in solchen Situationen erneut verloren, ganz ähnlich wie früher, als die Dissoziation zum ersten Mal ausgelöst wurde. Kontrollverlust allerdings erzeugt von Neuem Stress – ein Teufelskreis, den es zu durchbrechen lohnt.

Die Auslöser (Trigger) für solches Dissoziieren sind oft nicht bewusst. Es können Gerüche (ein bestimmtes Rasierwasser, Alkohol, Schweiß), ein bestimmtes Wort, eine Szene im Fernsehen etc. sein. Dann tauchen von einem Moment zum anderen starke Symptome oder Flashbacks unterschiedlicher Art auf. Das können alte innere Bilder, Geruchswahrnehmungen, beängstigende Gefühle, negative Gedanken oder unangenehme Körperempfindungen sein. Wer eine Brandkatastrophe erlebt hat, wird vielleicht dissoziieren, wenn er plötzlich Rauch riecht, auch wenn er nur von einer ausgeblasenen Kerze stammt. Innerlich herrscht dann nämlich bereits »Alarmstufe rot«.

»Die symptomatische Dissoziation kann im Körper die gleichen Veränderungen bewirken wie die Dissoziation als Notfallreaktion. Die Dissoziation kann auch gemeinsam mit anderen PTBS-Symptomen [Posttraumatische Belastungsstörung; Anmerkung des Autors] auftreten: Es kann (häufig vor der eigentlichen Dissoziation) zu einem »Wiedererleben« (Flashback) der traumatischen Situation kommen: Man fühlt sich plötzlich wie damals (extreme Angst) und hört, riecht oder sieht wieder, was war. Es ist so, als würde man von den Gefühlen überflutet, nachdem deren ›Staumauer‹ gebrochen ist.«[68]

Wie bemerkt man einen solchen Zustand so frühzeitig, dass man ihn noch aufhalten kann? Hierfür ist es wichtig, die eigene

Anspannung einschätzen zu lernen (siehe Abbildung auf der übernächsten Seite). Steigt sie über ein bestimmtes Maß (innerer roter Bereich), droht der innere Kurzschluss, sprich die Dissoziation. Zeichen können beispielsweise folgende sein:

- Wenn Sie innerlich aus dem Kontakt mit dem Gegenüber gehen und nicht mehr mitbekommen, um was es gerade geht.
- Wenn Sie plötzlich verstärkte innere Unruhe spüren, die unkontrollierbar wird.
- Wenn der eigene Blick starr wird und sich nach unten richtet.
- Wenn man sich wie im Nebel fühlt und die Umgebung weit weg und fremd erscheint.
- Genauso kann es passieren, dass man sich selbst fremd wird, dass man irgendwie neben sich steht und sich wie von außen beobachtet oder wahrnimmt.

Um diesen Kurzschluss zu verhindern, ist es wichtig, bereits bei einer geringeren Anspannung im »gelben« Bereich Gegenmaßnahmen zu ergreifen. Man kann sich das gut mit der Metapher des Fasses erklären: Wenn es beinahe voll ist, braucht es nur wenig, um überzulaufen. Wenn man also zum Beispiel schlecht geschlafen hat und überstürzt und ohne Frühstück das Haus verlässt, genügt vielleicht schon ein muffeliger Gruß des Vorgesetzten, um in eine derartig hohe innere Anspannung und Panik zu geraten, dass es einem die »Sicherung raushaut«. In einer solchen morgendlichen Situation braucht es also genau das Gegenteil. Statt aus dem Haus zu hetzen, lieber achtsam und in Ruhe frühstücken oder sich bewusst mithilfe einer Achtsamkeits-, Imaginations- oder Entspannungsübung auf den Tag einstimmen. Dafür können wenige Minuten ausreichen.

Im professionellen Kontext werden gelegentlich Fragebögen eingesetzt, die helfen, das Ausmaß der Dissoziationsneigung abzuschätzen[69] oder es wird ein Interview geführt[70], mit dem am sichersten das Ausmaß der Dissoziation abgeschätzt werden kann. Ich erlebe häufig, dass Betroffenen erst beim Ausfüllen der Fragebögen bewusst wird, welche Bereiche des Lebens und Erlebens bei ihnen verändert sind. Sie waren bis dahin in der Regel davon ausgegangen, dass das ganz normal sei, bestimmte Dinge so und nicht anders zu fühlen, zu erinnern beziehungsweise nicht zu erinnern oder körperlich zu spüren oder nicht zu spüren.

Die gute Nachricht ist: Man kann lernen, Dissoziation zu erkennen und zu unterbrechen! Der erste Schritt dafür ist, zu lernen, dass die auslösenden Trigger *heute* nicht mehr mit realer Gefahr verbunden sind, dass es ein Damals und ein Heute gibt. Wenn dies gelingt, wird auch die Dissoziation seltener werden. Dafür müssen unbewusst ablaufende Prozesse wieder bewusst werden. Bewusstsein entsteht durch die Aufmerksamkeit, hier für den inneren Anspannungszustand. Nur so wird er beeinfluss- und veränderbar. Dies braucht Geduld: Ein neuer Weg entsteht durchs Gehen.

Hilfreich ist ein gestuftes Umgehen mit dieser inneren Anspannung. Dabei kann das angedeutete Ampelprinzip helfen. Springt die Ampel auf gelb, sind Gegenmaßnahmen anzuraten, damit ich nicht bei Rot eine Vollbremsung hinlegen muss beziehungsweise mein Gehirn mich ungewollt ausbremst. Schreiben Sie sich dafür Ihre »gelben« Frühwarnzeichen auf und lernen Sie, diese immer rechtzeitiger zu erkennen! Und notieren Sie dann gleichzeitig die entsprechenden Gegenmaßnahmen. Das kann sein: Sich bewegen (fast immer hilfreich), eine bestimmte Musik hören, tiefe Bauchatmung nutzen etc. Sie können hierfür die Abbildung auf der nächsten Seite ausfüllen.

Im »roten Bereich«, bei beginnender Dissoziation, benötigen Sie andere Fertigkeiten als im »orangenen« oder »gelben«. Oft sind starke Sinnesreize mit einem Riechsalz wie Ammoniak, Kältereize mit einem Kühlkissen oder bilaterale Stimulation des Körpers notwendig. Dabei werden beide Körperseiten (und damit beide Gehirnhälften) aktiviert, zum Beispiel durch abwechselndes Fingerschnippen links und rechts neben den Ohren oder einfach durch schnelles Gehen mit festem Auftreten und Mitschwingen der Arme (auch auf der Stelle laufen geht). Jonglieren bewirkt das Gleiche. Und dann gibt es noch die Bewährte 5-4-3-2-1-Übung: Ich halte nach 5 grünen Dinge im Raum Ausschau und benenne sie, dann nach 4 blauen, 3 gelben usw. Dabei ist es notwendig, den Blick

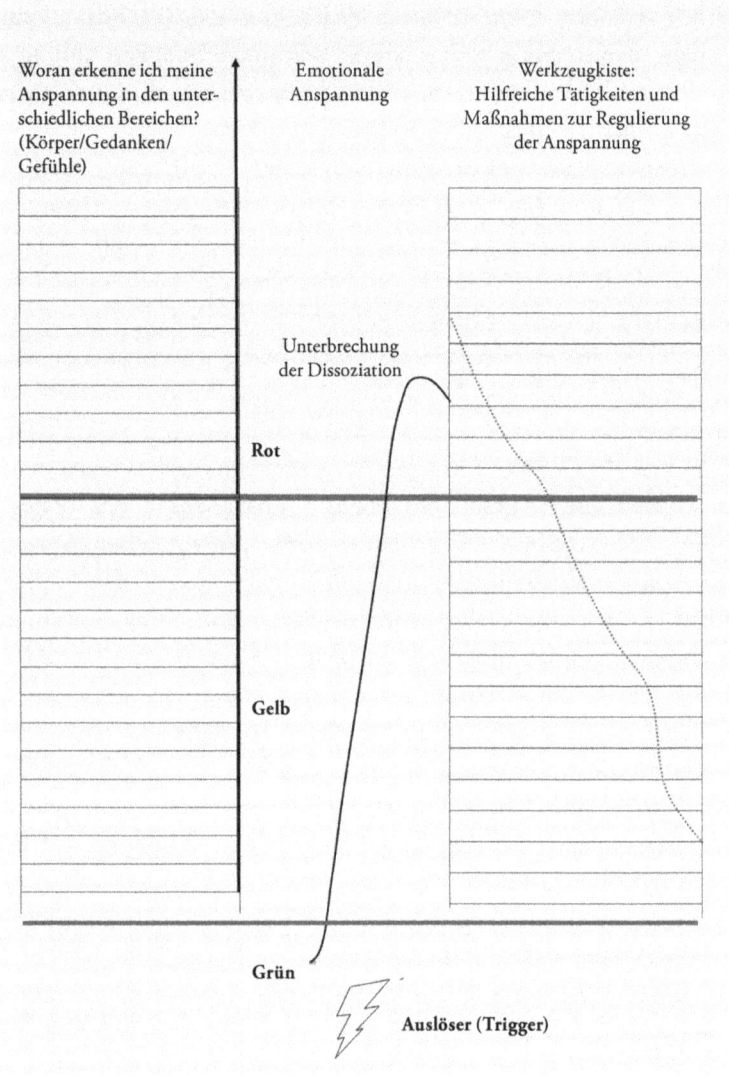

schweifen zu lassen, überall hinzuschauen, das Denken wieder einzuschalten, aktiv zu werden: All das hilft gegen das Abschalten.

Aus den unterschiedlichen Formen von Traumatisierung resultieren Veränderungen im Gehirn, die am besten im Modell der strukturellen Dissoziation beschrieben sind.[71] Die neurobiologische Forschung kommt zu dem Ergebnis, dass traumabedingt mindestens zwei getrennte innere Systeme (traumavermeidend und traumagebunden) entstehen. Diese innere »Arbeitsteilung« ermöglicht, dass überwältigende, lebensbedrohliche Erfahrungen so »weggepackt« werden, dass man handlungsfähig bleibt. Dies gelingt durch eine Aufspaltung in einen »anscheinend normalen Persönlichkeitsanteil« (ANP) und in die »emotionalen Persönlichkeitsanteile« (EP). Der ANP ist nur »anscheinend« normal, weil man einerseits über weite Strecken recht gut funktioniert, andererseits allerdings Gefühle und Erinnerungen insbesondere bezüglich der traumatischen Erfahrung »wie weg« sind. Der ANP vermeidet oder übersieht, was ans Trauma erinnert.

Man könnte zunächst meinen, dass das doch eine perfekte Lösung für den Umgang mit Traumata darstellt. Die emotionalen Anteile allerdings brechen sich immer wieder unkontrolliert und meist dann, wenn man es nicht erwartet, Bahn. Unverarbeitete Traumata verhalten sich wie unverheilte Wunden, die sich immer wieder »entzünden«. Deswegen macht es Sinn, sich ihnen zuzuwenden und sich um sie, wie bei einer guten Wundversorgung, zu kümmern. Traumata stellen eine unabgeschlossene Handlung dar, die von Zeit zu Zeit und dann meist unkontrolliert und unpassend an die Oberfläche drängt, weil unser Gehirn das Erlebnis abzuschließen versucht. Dann kommt es unter Umständen zu heftigen Gefühlsausbrüchen mit ausgeprägter Wut und Aggression oder Panik und Ängsten, die einen handlungsunfähig machen können. Verantwortlich dafür sind die »emotionalen Persönlichkeitsanteile« (EP), die die Wucht des Traumas immer noch tragen, solange dieses nicht verarbeitet ist.

Die EPs sind also meist verletzte oder verletzende Persönlichkeitsanteile, die unflexibel handeln und auf »altbewährte« Strategien zurückgreifen, die sich in den traumatischen Situationen als hilfreich oder zumindest als halbwegs passende Reaktion erwiesen haben, in der Gegenwart aber nicht mehr passen. EPs sind außerdem sehr wachsam und neigen deswegen dazu, frühzeitig und sehr schnell Alarm zu schlagen, auch wenn heute gar keine Gefahr besteht. So kann es zur dissoziativen Reaktionen und Verhaltensweisen wie oben beschrieben kommen.

Diese unkontrollierten Reaktionen, so die Erkenntnisse der letzten Jahre, betreffen nicht nur Gefühle, sondern auch den Körper, der traumatische Erinnerungen oftmals ebenso unverarbeitet abgespeichert hat. Er reagiert dann, wie bereits angedeutet, mit organisch nicht erklärbaren Phänomenen wie Schmerzen, Missempfindungen, Lähmungserscheinungen, Sehstörungen und vielen weiteren möglichen Symptomen, die aber zunächst nicht mit dem Trauma in Verbindung gebracht werden. Viele Betroffene absolvieren dann nicht selten eine lange Odyssee im Gesundheitswesen, bevor diese wichtigen Zusammenhänge erkannt und dann auch behandelt werden können.

Nur wer dissoziative Symptome bei sich erkennen lernt, kann ihnen etwas entgegensetzen und den Kreislauf von Abgespalten- und Unlebendigsein, der zu Hilflosigkeit und Handlungsunfähigkeit führt, beenden. Dafür brauchen wir Erfahrungen von Eingebundensein in Beziehungen, ausreichender Sicherheit und Im-Körper-Sein. So wundert es nicht, dass unter anderem **körperlich erfahrbare Rhythmen**, die uns mit etwas anderem verbinden und »durch den Körper« und »unter die Haut« gehen, dabei behilflich sein können. Ein Gospelchor bietet dafür genauso einen Erfahrungsraum wie eine Laienschauspielgruppe. Ich werde darauf im letzten Teil des Buches eingehen.

Und noch etwas ganz Einfaches hilft: **Wärme**. Dissoziation führt nicht nur zum Erstarren und Erschlaffen, häufig werden dabei Hände und Füße eiskalt. Eine heiße Tasse Tee in die Hände zu nehmen und sich Schluck für Schluck »einzuverleiben« kann Dissoziation unterbrechen. Mehr noch: Die Inselrinde, eine kleine Hirnregion, wird nicht nur bei Berührung und Zuwendung aktiv, sondern auch bei physikalischer Wärme. Schon ein heißes Getränk vermag uns also in den »emotionalen Süden« zu entführen. Unser Gehirn unterscheidet also kaum zwischen körperlicher und seelischer Wärme, das sollten wir alle häufiger ausnutzen!

5. Verletzungen überwinden lernen

a. Das Schweigen brechen

> *Halte nicht ein*
> *Bei der*
> *Schmerzgrenze*
> *Halte nicht ein*
> *Geh ein Wort weiter*
> *Einen Atemzug*
> *Noch über dich hinaus*
> *Greif dir im Leeren*
> *Die Osterblume*
>
> MARIE LUISE KASCHNITZ[72]

»Unsere Erzählungen verändern sich durch das Erzählen, so wie sich unsere Perspektive durch die Einbeziehung neuer Inputs verändert.«[73] Genau dieses Erzählenkönnen wird durch Traumata verhindert. Damit geht ein wesentlicher Teil unserer Lebendigkeit verloren, die darin besteht, frei über unsere eigene Geschichte verfügen zu können. Dies wieder zu ermöglichen, ist ein zentraler Teil jeder gelungenen Traumatherapie. Dazu gehört auch, dass der Körper reden darf und alle Beteiligten ihm zuhören lernen. Dies geschieht zum Beispiel durch unwillkürliches Zittern, durch das Wahrnehmen schmerzhafter Körperstellen und Fragen, was diese ungeliebten Stellen erzählen möchten, worauf sie verweisen, was vielleicht bisher überhört und verdrängt wurde.

Aus der langjährigen Erfahrung im Umgang mit Betroffenen von sogenannten Großschadensereignissen, wie Zugunglücken oder Massenkarambolagen auf der Autobahn, wissen wir, was diese am meisten brauchen: eine warme Decke, eine heiße Tasse Tee und jemanden, der da ist. Dies vermittelt Sicherheit und Schutz. »Es ist vorbei und ich bin da, du kannst dich an mich anlehnen oder mit mir reden, was auch immer du jetzt brauchst.« Eine solche Erfahrung ist tröstend und heilsam. Sie erinnert an eine einfühlsame Mutter, die ihr Kind nachts unter ihre Decke krabbeln lässt, das durch ein heftiges Gewitter oder einen Albtraum ängstlich und verstört bei ihr Unterschlupf sucht. Dabei ist auch die Erfahrung wichtig, dass jemand unseren Schrecken ernst nimmt und damit zu seinem Zeugen wird. Genau diese Erfahrung konnten viele Menschen nicht machen, die in ihrer Kindheit emotionale Verletzungen oder Gewalt »hinter verschlossenen Türen« erleben mussten.

Wenn es in der Kindheit an sozialer Unterstützung fehlte, steigt das Risiko für Traumafolgestörungen. Trost und Fürsorge tun gut, sie helfen, mit Schwierigkeiten fertigzuwerden und an ihnen zu wachsen. Jeder, der das schon erlebt hat, weiß, wie sehr solche Zuwendung körperlich und seelisch beruhigt. Die wenigsten werden wissen, dass sie sich sogar positiv auf unser Immunsystem auswirkt und unsere geistig-seelische Widerstandskraft stärkt.

Offensichtlich erleben viele Betroffene es schon als hilfreich, wenn sie ihre Erlebnisse in dem Wissen aufschreiben können, dass ihre Texte von anderen gelesen werden. Dies belegen Studien, die eine Kontaktaufnahme nur über das Internet herstellten. Ihre Texte werden selbstverständlich gelesen und sie erhalten ein schriftliches Feedback. So gibt es beispielsweise das sogenannte »expressive Schreiben«, bei dem die Teilnehmer dazu aufgefordert werden, in einem bestimmten Zeitraum, zum Beispiel innerhalb von zwei Wochen viermal für 20 bis 30 Minuten, ihr Erleben »ungeschminkt« aufzuschreiben. Dies beinhaltet auch, dass sie nicht auf Rechtschreibung, Grammatik und Zeichensetzung achten sollten. Die Ergebnisse sind erstaunlich. Sie zeigen, dass auch diese Art von »Mit-Teilen« entlastet und hilft. Wenn dabei zusätzlich eine existentielle Dimension, das heißt Fragen nach dem Sinn von Leiden und dessen Bedeutung heute, zur Sprache kommt, vertieft sich der Effekt, weil es um so etwas wie Reifen und Wachsen am Schweren geht. Dies geschieht alleine dadurch, dass danach gefragt wird, ob das Erlebte für die Betroffenen auf irgendeiner Ebene einen Sinn hatte und ob sie daran vielleicht sogar innerlich gewachsen sind.[74]

Das ist wenig erstaunlich, wenn man den Wiener Psychiater und Psychotherapeuten Viktor Frankl kennt, der bereits in den 30er und 40er Jahren des vergangenen Jahrhunderts über die Notwendigkeit einer Sinnorientierung für die Menschen sprach und schrieb. Ich habe dies an anderer Stelle ausführlicher dargelegt.[75] Frankls eigene Biographie sowie die ungenannten Schicksale von Millionen Menschen verweisen darauf, dass die Beantwortung der Sinnfrage gerade auch im Leiden zu einem Grundbedürfnis von uns Menschen gehört.

Wie wichtig und hilfreich dieses Reden über belastende, bisher verschwiegene Lebenserfahrung ist, zeigt auch eine Studie zu sexualisierter Gewalt im Zweiten Weltkrieg, die 2008 von der Universität in Greifswald aufgelegt wurde. In diesem Rahmen wurde betroffenen Frauen ermöglicht, eine Art Tagebuch im Rückblick zu führen, in dem viele erstmals über das redeten, was sie Jahrzehnte in sich vergraben hatten. Die Tatsache, dass es sich um einen öffentlichen Aufruf zur Teilnahme handelte, führte auch dazu, dass viele Menschen bemerkten, dass nicht nur sie alleine davon betroffen waren. Gerade das jahrzehntelange Anonymbleiben war nämlich oftmals ein Grund für quälende Schuldgefühle gewesen. Und so erlebten viele Teilnehmerinnen das Aufschreiben und Mitteilenkönnen als entlastend und befreiend. Auch hier geschah das in dem Wissen, das die persönlichen Texte von den Studienbegleitern gelesen wurden.

Überraschend für die Studienleiter war die Tatsache, dass dies nicht nur im Hinblick auf Kriegstraumatisierung, sondern auch für aktuelle Traumata galt, wie aus einer E-Mail hervorging, die im Rahmen der zitierten Studie einging: »Ich habe es immer als besonders schwierig empfunden, dass diese Tat sich in keinen größeren gesellschaftlichen Zusammenhang einordnen ließ, wie etwa einen Krieg. Ich habe immer gedacht: die Frauen, denen so etwas während des Krieges widerfahren ist, haben sich vielleicht damit trösten können, dass die ganze Welt aus den Fugen geraten war, sie wussten, dass viele Nachbarinnen und Bekannte Ähnliches erlebt haben, sie fühlten sich vielleicht nicht ganz so alleine wie eine Frau, die heute zum Opfer wird. Ich frage mich immer wieder: Warum wird dieses Thema nur aufgegriffen, wenn es um Gewalt in anderen Kulturen oder in der Historie geht oder um den Umgang mit Tätern? Es ist so schrecklich, dass die ganze alltägliche Vergewaltigung immer noch ein solches Tabu ist, dass ich das Gefühl habe, damit in einer erstickenden Privatheit leben zu müssen, so, als hätte ich etwas Furchtbares zu verbergen, fast als wäre ich selbst ein Täter.«[76]

Dieser erschütternde Bericht macht deutlich, dass Sichmitteilen einerseits und die Zeugenschaft des Gegenübers andererseits ganz wesentlich zur Entlastung beitragen und den ersten Schritt aus der inneren Abwärtsspirale darstellen. Die aktuelle #MeToo-Debatte macht dies eindrucksvoll deutlich. Deswegen ist es auch gesellschaftlich so wichtig, dass es mittlerweile wenigstens den Runden Tisch und Missbrauchsbeauftragte der Bundesregierung gibt, die damit verdeutlichen, dass Menschen leider auch heute noch Opfer von Gewalt werden. Die zitierte E-Mail stammt noch aus einer Zeit vor dem Öffentlichwerden der Skandale um die Odenwaldschule und die katholische Kirche und ihre Einrichtungen im Jahre 2010. Damals wurde erstmals eine breite öffentliche Debatte über dieses Thema angestoßen, vor der endlich auch die Politik nicht mehr die Augen verschließen konnte.

Als der 55-jährige Herr G. mir im Aufnahmegespräch gegenübersitzt, erfahre ich zunächst, dass er auf der Rückfahrt von seinem Arbeitsplatz einen Suizidversuch unternommen hatte. Mit hohem Einsatz habe er über Jahre zehn Stunden, und wenn notwendig auch mehr, sein Bestes zu geben versucht. Nebenher habe er Kampfsport betrieben und besitze den schwarzen Gürtel im Judo. Keiner habe verstanden, was plötzlich in ihn gefahren sei. Er sei mit seinen Kräften einfach am Ende gewesen. Näheres könne er dazu auch nicht sagen. Irgendwie sei er sich immer schon fremd gewesen, kenne Gefühle eigentlich gar nicht oder habe sie mit intensivem körperlichen Training in die Knie gezwungen.

Als wir im Weiteren auf seine Kindheit zu sprechen kommen, verfällt er zunächst in Schweigen. Behutsam frage ich nach einigen Eckdaten seines Lebens und erfahre, dass er schon als Säugling in ein katholisch geführtes Kinderheim gekommen war. Was er hier erlebt hat, habe er noch niemandem mitgeteilt. Er habe dies stets tief in sich verschlossen gehalten. Ich teile ihm mit, dass ich wisse, wie viel körperliche Züchtigung und emotionale Gewalt in vielen der Heimen in den 60er und 70er Jahren an der Tagesordnung waren. Daraufhin beginnt er zaghaft einen kleinen Ausschnitt preiszugeben. Im Rahmen eines langen Klinikaufenthalts, eingebunden in eine traumatherapeutische Gruppe, und mithilfe von bewegungs-, kunst- und körperpsychotherapeutischen Angeboten kehren einerseits Lebensmut und Zukunftsperspektive zurück, andererseits auch das Bedürfnis, seiner Ehefrau erstmals mitzuteilen, welche Lasten er im Gepäck hat. Erstaunt über deren offenes Ohr und warmherziges Zuhören beschließt er sein erlittenes Leid der Missbrauchsstelle der katholischen Kirche zu melden und damit das jahrzehntelange Schweigen zu brechen.

Wenn Beziehungen gelingen, berühren sie etwas in uns, das Veränderungen anstößt. Das macht die Geschichte von Herrn G. deutlich. Erst durch das Vertrauen in eine ausreichend sichere Beziehung in der Gegenwart, in diesem Fall zu mir als seinem Psychotherapeuten, konnte Herr G. sein Schweigen gegenüber der Vergangenheit beenden. Damit wird die vielleicht seit Jahrzehnten verschlossene Tür zu bisher Abgespaltenem und oftmals auch Verleugnetem wieder aufgestoßen. Nur so kann das Verletzte in uns geborgen und verwandelt werden.

Die Gedächtnisforschung zeigt uns, wie wichtig dieses Öffnen für ein Anstoßen der Selbstheilungskräfte in uns ist: »Normale« Erfahrungen verändern sich bei jedem erneuten Erinnern in Abhängigkeit von der jeweiligen Situation, den beteiligten Personen, unseren aktuellen Gefühlen und unseren inneren Absichten, die wir mit dem Erzählen verbinden. Traumatische Erfahrungen bleiben unverändert und starr. Wenn sie sich aufzuweichen beginnen, beginnt ein Veränderungsprozess. Das behutsame Sprechen über bisher Verschwiegenes ist dafür der erste Schritt. Nicht selten nimmt er auch dem ehemaligen Täter und seinem Redeverbot die Macht. Das Schweigen zu beenden markiert somit auch: Es ist vorbei!

Für die Gedächtnisbildung ist das von zentraler Bedeutung. Jede noch so kleine Veränderung im Aktivieren einer traumatischen Erfahrung bewirkt eine »neue Geschichte«, die sich von der alten schon durch den Gegenwartsbezug, aber auch die wohlwollende Zeugenschaft einer anderen Person unterscheidet. Dadurch verändert sich auch unser Gehirn, vor allem wird unser Präfrontalhirn, also der Bereich hinter der Stirn, aktiviert. Nur wenn dies geschieht, lassen sich Körper und Seele davon überzeugen, dass der alte Schrecken vorbei ist.[77] Traumatische Erfahrungen sind typischerweise im impliziten Gedächtnis gespeichert, das heißt, sie führen ein Eigenleben und entziehen sich einem direkten Zugriff. Dieses Eigenleben äußert sich in wiederkehrenden Endlosschleifen von Teilerinnerungen, die sich nicht verändern, sondern besonders dann wachgerufen werden, wenn die Person sich in einer inneren Lage von Unruhe, Sorge, Unsicherheit oder Angst befindet.[78] Dies gilt es zu verändern, damit die Vergangenheit in der Gegenwart ankommt, im Sinne von: Es war schlimm, es ist vorbei, heute bin ich in Sicherheit! So kann aus dem impliziten, unaussprechlichen Gespenst der Vergangenheit eine explizite, besprechbare und abgeschlossene Geschichte in der Gegenwart werden.

Wir können dabei das Geschehene nicht wiedergutmachen, aber wir können mit dem Brechen des Schweigens dazu beitragen, im Hier und Jetzt anzukommen und handlungsfähiger zu werden, damit der Alltag heute besser gelingt als gestern, damit die Schatten der Vergangenheit kürzer werden im Licht einer heilsamen Erfahrung in der Gegenwart. Und wir knüpfen an einen unbeschadeten Teil der Persönlichkeit an, der die Schrecken der Vergangenheit aus einem bestimmten Abstand heraus beobachten konnte und davon heute Zeugnis ablegen kann.[79] Nur so kann unser Gehirn davon überzeugt werden, aus dem Notfallprogramm auszusteigen, das das Leben traumatisierter Menschen so lange bestimmt hat. Dazu ist es auch notwendig, den Körper und seine Heilungskompetenz mit einzubeziehen, womit wir uns in einem eigenen Kapitel beschäftigen werden.

Schließlich können zahlreiche Pflegende davon ein Lied singen, dass gerade im Angesicht von Gebrechlichkeit, Hilflosigkeit und

Sterben die Wucht der Vergangenheit wieder zutage tritt, weil die Mechanismen der Verdrängung versagen. Zu sehr erinnern diese Erfahrungen an erlittene, nie mitgeteilte Traumata. Das Gefühl von Ausgeliefertsein, völliger Hilflosigkeit und Todesnähe aktiviert die verdrängten, unverarbeiteten Traumata, die Jahrzehnte zuvor mit ähnlichen Gefühlen einhergingen. Die Wahrscheinlichkeit, dass das Verdrängte am Lebensende nochmals die Bühne betritt, ist also groß. Sich beizeiten damit zu beschäftigen, ist deswegen sinnvoll. Aber selbst dann, wenn die kognitiven Bearbeitungsmöglichkeiten im Alter versagen, wissen wir heute, dass Berührungen im Allgemeinen und bilaterale, also wechselseitige Berührungen im Besonderen beruhigend und mitunter sogar heilsam wirken können.

b. Unrecht benennen und anerkennen

> *Erinnerungen werden nicht im Herzen oder im Kopf und auch nicht in der Seele bewahrt, wenn man mich fragt, sondern in den Zwischenräumen zwischen zwei Menschen.*
> JODI PICOULT, DIE WAHRHEIT MEINES VATERS

Eine Patientin, nennen wir sie Frau S., Zweitälteste von fünf Geschwistern, erzählte mir auf Nachfragen von ihrer Kindheit und Jugend in den 60er Jahren. Ihre Eltern betrieben eine Landwirtschaft, die alle Zeit und Aufmerksamkeit beanspruchte. Ihr zwei Jahre älterer Bruder genoss einige Privilegien, während sie schon im Alter von vier Jahren für die Aufsicht ihrer jüngeren Geschwister eingesetzt und verantwortlich gemacht wurde. Sie musste ihre Geschwister wickeln, füttern und beaufsichtigen. Zeit für das eigene freie Spielen blieb ihr nicht. Bereits in der Grundschule wurde sie verpflichtet, direkt nach der Schule nach Hause zu kommen, weil ihre Geschwister versorgt und beaufsichtigt werden mussten. Sie selbst hatte schon in dieser Zeit immer wieder Bauchschmerzen, auf die nie eingegangen wurde. Auch ihre

Schularbeiten mussten warten und blieben oftmals unerledigt. Obwohl sie eigentlich gern in die Schule ging, blieben ihre Leistungen hinter ihren Möglichkeiten zurück, so dass sie schließlich auf die Hauptschule wechseln musste. Die ganze Unterstützung ihrer Lehrerin, die ihr Potential durchaus erkannte, blieb letztlich erfolglos, weil ihre Eltern ihr den Besuch der Realschule verweigerten.

Dass sie eigene Bedürfnisse hatte, entdeckte sie erst Jahrzehnte später, so selbstverständlich, so zur eigenen Natur war es ihr geworden, sich um andere, insbesondere ihre Geschwister, aber auch den Haushalt zu kümmern. Bei all ihrem Einsatz blieben Anerkennung und liebevolle Zuwendung aus. Dies führte dazu, dass sie sich noch mehr anstrengte. Nach der Hauptschule wurde sie von ihren Eltern genötigt, direkt in einer Fabrik arbeiten zu gehen, um den Lohn vollständig zu Hause abzuliefern. Auch hiergegen lehnte sie sich nicht auf, schien es ihr doch selbstverständlich, auch weil sie ähnliche Schicksale in ihrer dörflichen Gemeinschaft bei anderen erlebte.

Mit 18 Jahren heiratete sie einen Landwirt aus dem Nachbardorf. Endlich, so dachte sie, könne sie der häuslichen Umgebung entkommen und ein eigenes Leben beginnen. Doch ehe sie sich versah, war sie von der Schwiegermutter in ähnlicher Weise wie von ihrer eigenen Mutter vereinnahmt worden. Sie arbeitete Tag und Nacht auf dem Hof und pflegte auch noch die im Hause lebende Großmutter. In den Folgejahren wurden ihre vier Kinder geboren. Wieder blieb keine Zeit für sich und auch ihr eigener Mann schien ihren Einsatz als selbstverständlich zu nehmen, ja geradezu zu fordern.

Im Winter vor ihrem 45. Geburtstag erkrankte sie an einem grippalen Infekt. Sie wollte sich ausruhen, wurde von ihren Pflichten und den Forderungen der Familie jedoch nicht befreit. So trieb sie sich weiter an, bis sie schließlich körperlich vollständig zusammenbrach und von ihrem Hausarzt ins nächste Krankenhaus eingeliefert wurde. Dort diagnostizierte man zunächst eine verschleppte Lungenentzündung und nahm sie stationär auf. Doch auch als die körperliche Symptomatik sich besserte, erholte sie sich nicht, vielmehr fühlte sie sich von Tag zu Tag erschöpfter. Die Ärzte konnten sich hierauf zunächst keinen Reim machen, man zog einen Arzt für psychosomatische Medizin hinzu, der nach einem ausführlichen Gespräch eine schwere, hinter körperlichen Beschwerden und Erschöpfung versteckte Depression diagnostizierte und dringend eine psychosomatische Rehabilitation empfahl. So wurde Frau S. einige Wochen später stationär in unsere psychosomatische Rehaklinik aufgenommen. Immer noch waren eine ausgeprägte Erschöpfung, Verlust an Lebensfreude und eine sehr bedrückte Stimmungslage erkennbar. Sie selbst spürte dies, verstand jedoch nicht, was mit ihr los war.

Als sie mir ihre Lebensgeschichte erzählte, hörte ich zunächst aufmerksam zu. Schon das, so gestand sie mir einige Wochen später, habe sie überrascht. So ernst genommen habe sie sich noch nie gefühlt. In einem der folgenden Gespräche fragte ich sie, ob sie ihren eigenen Kindern Ähnliches zugemutet hätte, wie dies ihre Eltern ihr gegenüber getan hatten. Sie zögerte kurz und verneinte dann vehement. Ich wies sie darauf hin, dass sie intuitiv mütterlich richtig gehandelt habe, obwohl sie selbst dies ja nicht erlebt habe. Sie schaute mich überrascht an. So habe sie das noch nie gesehen. Außerdem sei doch die Situation in den späten 60er Jahren ganz anders gewesen. Es entwickelte sich daraufhin ein intensives Gespräch darüber, was Kinder für ihre Entwicklung benötigen und welche Aufgaben Eltern dabei haben. Dabei vertrat ich den Standpunkt, dass ihr seitens der eigenen Eltern Unrecht geschehen, dass sie seelisch vernachlässigt und ausgenutzt worden sei. Einige Tage später berichtete sie unter Tränen, dass sie durch unser letztes Gespräch erkannt habe, wie sehr diese Kindheitserfahrungen bis heute ihr Leben prägten, ja dass sie ein wesentlicher Grund für ihren Zusammenbruch seien. Es habe ihr gutgetan, zu hören, dass ihr Unrecht geschehen sei. Dies habe ihr die Augen dafür geöffnet, heute an ihrem Verhalten behutsam etwas zu verändern.

Sechs Monate nach Ende der psychosomatischen Rehabilitation erhielt ich eine E-Mail. Frau S. teilte mir mit, dass sie seither zu Hause einiges geändert habe. Sie habe ihren Mann und die Kinder darüber informiert, Aufgaben zu delegieren, und insbesondere ihren lange und tief im Inneren verborgenen Wunsch ausgesprochen, eine Ausbildung als Bürokauffrau zu beginnen. Sie wolle damit etwas abschließen, was in ihrer Jugend nicht möglich gewesen war. Zu ihrer großen Freude stieß sie auf Verständnis und Unterstützung seitens der Familie.

Diese ausführliche Schilderung einer Lebens-, später dann auch einer Leidensgeschichte steht exemplarisch für etwas, was mir beinahe täglich in der Psychotherapie begegnet. Menschen erleben emotionale Vernachlässigung, vielleicht sogar Herabwürdigung, verbale und mitunter auch körperliche Gewalt und verbuchen dies innerlich als normal. Damit verleihen sie einem Phänomen Ausdruck, das tatsächlich so typisch für diese Erlebnisse ist: Weil sie in der Regel so früh und allgegenwärtig waren, erschienen sie den meisten als normal. Sie hatten ja keinen Vergleich. Nicht selten gilt dies bis zum heutigen Tage. Was auf den ersten Blick eigenartig wirkt, wird bei näherer Betrachtung sehr verständlich: Kinder betrachten das Verhalten ihrer Eltern zunächst als richtig und ordnen sich dem unter. Denn nur so lässt sich die Beziehung zu den entsprechenden wichtigen Bezugspersonen aufrechterhalten, ohne die Kinder nicht aufwachsen können. Dieses innere und äußere Einverständnis auch in widrige Umgebungsbedingungen erleichtert das Durchkommen und Überleben.

Die Folgen lassen sich, wie auch in der Geschichte von Frau S., nicht unmittelbar erkennen. »Das Trauma, das ›da draußen‹ begann, wird nun auf dem Schlachtfeld im eigenen Körper weitergespielt, gewöhnlich ohne bewusste Verbindung zwischen dem, was damals geschah, und dem, was im Moment im eigenen Inneren geschieht. Es geht weniger darum, dass man lernt, die schrecklichen Dinge, die geschehen sind, zu akzeptieren, sondern darum, dass man lernt, die eigenen inneren Empfindungen und Emotionen zu meistern. Spüren, Benennen und Erkennen, was in uns vor sich geht, ist der erste Schritt auf dem Weg zur Genesung.«[80]

Auch Jahrzehnte später kann es dann zunächst wie ein Schock sein, eine neue Perspektive einzunehmen, die alles Bisherige verändert: »Wenn es nicht normal war, fortwährend für die Bedürfnisse aller anderen verantwortlich zu sein, dann darf ich ja auch eigene haben und mich darum kümmern.« In etwa so lautete die Erkenntnis von Frau S., als sie mit therapeutischer Hilfe erkannt hatte, dass das Verhalten ihrer Eltern ein Unrecht war, dass man sie in eine bestimmte Entwicklung gezwungen hatte, die bis heute fortwirkte. Dieses tiefsitzende Verhaltensmuster hatte im Falle von Frau S. dazu beigetragen, dass sie sogar eine Lungenentzündung überspielte und beinahe daran gestorben wäre. Es hatte darüber hinaus schleichend zu einer schweren Depression geführt. Und ihre ständigen Bauchschmerzen hatte sie sowieso noch nie ernst genommen. Als sie all dies erkannt hatte, konnte sie darüber mit ihrer Familie sprechen und einen beruflichen Neustart initiieren. Gleichzeitig kehrten Vitalität und Lebensfreude zurück.

Die Geschichte von Frau S. macht deutlich, wie hilfreich es ist, Unrecht zu benennen. Dieses bleibt auch dann Unrecht, wenn es vielleicht sogar typisch für eine Generation und Zeit war. Vielleicht war körperliche Züchtigung früher verbreiteter, zu rechtfertigen ist sie damit nicht! Ähnliches gilt für eine allzu frühe Verantwortungsübernahme innerhalb von Familien wie in der beschriebenen Geschichte. Solche Klarstellung ermöglicht oftmals ein neues Verständnis der eigenen Lebensgeschichte und Verhaltensweisen. Erst dadurch wird vielen Menschen klar, dass ihre Verhaltensmuster und Glaubensüberzeugungen Antworten auf frühe Erfahrungen sind, dass sie damals passend waren, heute aber nicht fortbestehen müssen. Wenn all dies gesehen und anerkannt wird, wird Energie für Veränderung frei. Ja, es erwächst daraus oftmals der notwendige Mut: »Wenn ich nicht schuld an meiner Aufopferungsbereitschaft bin, kann ich daran auch etwas zu verändern beginnen.« Und, das ist vielleicht noch wichtiger: »Wenn ich damals schon nicht dafür geliebt wurde, dann hängen Anerkennung und Liebe heute erst recht nicht davon ab, dass ich es allen recht mache.« Frau S. erlebte sogar das Gegenteil. Als sie sich ihrer Familie erklärte und die eigenen Wünsche ins Spiel brachte, stieß sie auf viel Unterstützung und Anerkennung.

Es gibt mittlerweile wissenschaftliche Erkenntnisse dafür, dass das »Vorspielen« von falschen Gefühlen zu Depressionen und Burnout führt. Dass also unser Organismus schwer daran trägt, wenn unser wahres Denken und Fühlen, warum auch immer, verborgen bleiben muss. Außerdem können wir nur das verändern, was wir bewusst wahrnehmen und zulassen. Dafür müssen wir, so unangenehm es ist, den Scheinwerfer auf die belastenden Gefühle, Gedanken und Körperempfindungen richten – nicht dauerhaft und zu lange, jedoch immer wieder.

Aus alldem wird deutlich, was im Kleinen wie im Großen gilt: Unrecht muss benannt und anerkannt werden, damit Veränderung und Heilung geschehen kann. Dafür bedarf es oftmals der Sichtweise von Menschen, die emotionale Verletzungen und Traumatisierungen auch so benennen, die helfen, dem Unrecht den passenden Namen zu geben, und die klarmachen, dass andere dieses Unrecht begangen haben. Das ist nicht so klar, wie es scheint, weil die verbalen Botschaften der Schädiger, wie »dir glaubt ja sowieso niemand«, meist so tief sitzen wie gut gelernte Eselsbrücken.

Auch neurobiologische Erkenntnisse dienen als Erklärung dafür, warum die Bindung an die Schädiger manchmal so unerklärlich tief sitzt: »Stress löst sich in Bindung.«[81] Mit anderen Worten: Der Versuch, eine nahe Beziehung durch Bindungssuche herzustellen, dient der Stressbewältigung, gerade auch bei traumatischen Situationen. Und das dabei freigesetzte Bindungshormon Oxytocin sorgt nebenbei eben auch für Schmerzlinderung (wie unter der Geburt), mindert gleichzeitig Ängste und verhindert zu intensive Erinnerungen.[82] Wer traumatische Erfahrungen machen musste, »tickt« also durchaus richtig, wenn er oder sie, Gefühle der Nähe und Verbundenheit an Schädiger und Täter empfindet. Meist schämt man sich dafür, auch das ist normal. Aber vielleicht hilft es, wenn Sie nun wissen, dass gerade unsere tiefsten Gefühle auch biologisch begründet sind. Und wie so oft diente das unserem Überleben in höchster Not.

Weil so unendlich viel Leid ungesagt blieb und bleibt, verschwiegen, verleugnet, verharmlost und auch als normal hingestellt wird und wurde, braucht es immer wieder das Gegenteil: Darüber reden und es als Leid anerkennen, darüber berichten und veröffentlichen, darüber aufklären und davor auch heute in den unterschiedlichen Lebensbereichen warnen. Deswegen ist es auch so wichtig, dass es seit einigen Jahren in Deutschland den Runden Tisch gibt, der sich des Themas sexueller Missbrauch annimmt und den Opfern damit Gehör verschafft. Es ist wichtig, dass die katholische Kirche, wie aktuell geschehen, die Verantwortung für die Missbrauchsfälle bei den Regensburger Domspatzen übernimmt. Es ist wichtig, dass es ein Opferentschädigungsgesetz gibt, genauso wie das Haager Tribunal für Menschenrechte. Im Großen mögen diese Initiativen wie Tropfen auf den heißen Stein wirken. Für jeden Einzelnen, der dadurch Gehör erhält, ist es ein erster Schritt zur Befreiung.

Schon an dieser Stelle möchte ich darauf hinweisen, dass das Anerkennen von erlittenem Leid unterstützt werden kann durch **körperliche Gesten**. Viele werden es schon als wohltuend erlebt haben, tröstend in den Arm genommen zu werden. So können wir auch mit uns selbst umgehen. Wir kommen auf die Selbstberührung noch in einem späteren Kapitel zu sprechen. Dennoch möchte ich schon an dieser Stelle darauf verweisen, wie wohltuend und unterstützend es für einen Veränderungsprozess sein kann, zum Beispiel die rechte Hand aufs Herz zu legen, oder wo auch immer Sie es als angenehm empfinden, und Folgendes laut auszusprechen: »Ich kann heute sehen, dass mir damals durch … Unrecht geschehen ist, und ich kann anerkennen, dass ich an den Folgen heute noch trage, aber ich sehe auch, dass es vorbei ist.«

Experimentieren Sie damit und seien Sie neugierig und mutig, auszuprobieren, was Sie bisher noch nicht zu tun wagten. Unser Körper ist viel weiser, als wir denken, er möchte uns bei unseren Heilungsprozessen unterstützen, wenn wir ihn lassen!

c. Verlust und Leid bedauern und betrauern

Nur was ich annehme, kann ich verändern.
CARL GUSTAV JUNG

Im letzten Kapitel hatten wir bereits Frau S. und ihre eindrucksvolle Lebensgeschichte kennengelernt. Dabei hatte ich zunächst einen Aspekt übersprungen, der für Veränderungsprozesse und Neuanfänge jedoch häufig unerlässlich ist: den erlittenen Verlust anzuerkennen und zu betrauern. Viele Menschen fürchten sich vor den damit einhergehenden Gefühlen, sie fürchten, in einem Meer von Tränen zu versinken, meist resultieren daraus unbewusste Vermeidungsstrategien, die sich wie ein Schleier auf sämtliche Gefühle ausbreiten können. Um die Traurigkeit nicht zu spüren, schneidet man sich auch von positiven Empfindungen ab.

An anderer Stelle[83] habe ich von »Scheinriesenproblemen« gesprochen, die aus der Ferne betrachtet riesig und unüberwindbar erscheinen. Gemeint sind damit unter anderem die eigenen unangenehmen Gefühle. Nähert man sich ihnen an, verändert sich ihre vermeintliche Größe und sie werden kleiner und beeinflussbarer. Dazu allerdings braucht es Mut, der anfangs aus der wohlwollenden Unterstützung und Begleitung anderer, nicht selten eines Therapeuten oder einer Therapeutin erwachsen kann.

Im Falle von Frau S. war dies genauso. In dem Maße, wie ihr bewusst wurde, auf was sie alles in ihrer Kindheit hatte verzichten müssen und wie wenig Liebe und Anerkennung sie für ihren unermüdlichen Einsatz erhalten hatte, spürte sie eine »unendliche Traurigkeit«. Im Rahmen der Kunsttherapie fand sie hierfür bildhaft Ausdruck. Sie malte einen großen Stausee inmitten einer Berglandschaft. Als die Kunsttherapeutin sie darauf ansprach, dass jeder Stausee ja auch einen Abfluss hat und man damit in der Regel Energie gewinne, veränderte sich in den darauffolgenden Wochen ihr Umgang mit der Traurigkeit spürbar. Immer wenn sie aufsteigende Tränen spürte, ließ sie ihnen freien Lauf, um erstaunt festzustellen, dass sie meist nach wenigen Minuten wieder versiegten. Anschließend fühlte sie sich erleichtert, ja manchmal sogar voller Energie. Sie erkannte, dass mit jedem Zulassen von Trauer ihre Depression abzuschmelzen und zu verschwinden begann. Am Ende ihres sechswöchigen Aufenthalts zog sie eine erstaunliche Bilanz: »Zunächst dachte ich, meine Traurigkeit würde mich ersticken. Dann allerdings bemerkte ich, dass das Abfließenlassen meines ›Stausees‹ Energien freisetzte, wie das Wasser, das durch eine Turbine fließt. Das, was ich vorher um alles in der Welt zu vermeiden gesucht hatte, ist mir mittlerweile fast schon lieb geworden.«

Verlust und Leid anzuerkennen, verschafft dem Raum, was bisher in der »Schmuddelecke« unseres Inneren sein Dasein gefristet hat. Wenn auch wenig beachtet, so hat es doch seine Wirkung entfaltet. Bei vielen Menschen in Form einer anhaltenden Depression. Wenn dann, vielleicht erstmals seit Jahrzehnten, Licht ins Dunkel fällt, ist dies wie mit dem Aufräumen eines lange nicht betretenen Kellerraums. Altes Gerümpel tritt zutage und kann entsorgt werden, gleichzeitig werden alte Schätze entdeckt und wieder ans Tageslicht befördert. So entsteht Raum für Veränderung und für einen Neubeginn. Die Geschichte von Frau S. macht dies eindrucksvoll sichtbar.

Liebevolle Eltern handeln intuitiv genau nach diesem Grundsatz. Hat sich ihr Kind beim Spielen verletzt, wird es getröstet. Dies geschieht durch die Anerkennung von Leid: »Ja, das hat jetzt wirklich wehgetan, stimmt's?« Es dürfen Tränen fließen. Und dann, oftmals rascher als gedacht, springt das Kind vom Schoß, um sich erneut dem Spiel zuzuwenden. Hier wird im Kleinen deutlich, um was es geht: Benennen, was wehtut, Anerkennung und Unterstützung dafür finden und dabei erfahren, wie wohltuend das ist. Wie in dem eben beschriebenen Beispiel erwächst genau daraus die Energie für einen Neuanfang.

Wenn wir uns nicht in den »Kellerraum« begeben, kann es passieren, dass dort etwas vor sich hingammelt, was das gesamte Haus verpestet. Damit möchte ich keinesfalls einer permanenten Vergangenheitsorientierung in der Psycho- und Traumatherapie das Wort reden. Nur wenn sich Altes zum Beispiel in Form von Ängsten und anderen unangenehmen Gefühlen in der Gegenwart immer wieder in den Weg schiebt und aktualisiert, sollten wir uns ihm zuwenden, damit es unser Leben nicht weiterhin bestimmt. Es besteht nämlich die Gefahr, dass Zurückweisungen und Verletzungen im Hier und Heute alte »Landkarten« reaktivieren. Wer sich daran orientiert, gerät zwangsläufig auf altes Terrain. Typisch dafür ist zum Beispiel, sich bei einer an sich harmlosen Enttäuschung, wie der Absage einer Verabredung, ungeliebt und von allen zurückgewiesen zu fühlen. Vermutlich eine oft erlebte Kindheitserfahrung, mit der die Absage der Freundin für den heutigen Abend eigentlich nichts zu tun hat.

»Veränderung beginnt, wenn wir lernen, uns unser emotionales Gehirn zu erschließen. Dazu müssen wir lernen, die herzzerreißenden und steinerweichenden Empfindungen, die mit Kummer und Demütigungen verbunden sind, zu beobachten und zu ertragen. Erst wenn wir ertragen können, was in uns vor sich geht, können wir anfangen, uns mit den Emotionen anzufreunden, die unsere inneren Landkarten in ihrem verzerrten Zustand aufrechterhalten, statt dass wir versuchen, sie zu vernichten.«[84]

Das geschieht durch eine Haltung des Bedauerns und Betrauerns und nicht durch Wegschieben oder, wie Kolk schreibt, den Versuch, diese Anteile in uns vernichten zu wollen. So schwierig, so unmöglich es erscheinen mag, es braucht eine annehmende und freundliche Haltung uns selbst und diesen Anteilen gegenüber. Dass wir diese Erfahrungen vernichten wollen, ist zunächst sehr verständlich, aber es greift die Traumaenergie auf, setzt sie fort und verwandelt sie nicht. Somit passiert das, was wir auf der ganzen Welt immer wieder beobachten können: Gewalt löst Gewalt aus, Kriege werden mit Kriegen beantwortet. Mit dem hier beschriebenen Vorgehen der Hinwendung zum bisher Abgelehnten oder Geleugneten wird dieser Kreislauf durchbrochen.

Frau Z., Anfang dreißig, hatte mit zehn Jahren ihre Mutter durch eine Krebserkrankung verloren. Zwei Jahre hatte diese vergeblich gegen den Krebs gekämpft und schließlich ihre Tochter und ihren

Mann zurücklassen müssen. Frau Z. sperrt den Schmerz, den sie gar nicht fassen kann, tief in sich ein, weil sie spürt, dass sie damit nirgends landen kann. Ihr Vater erscheint ihr selbst überfordert und mit dem Überleben beschäftigt. Deswegen entschließt sie sich, dem Vater keine Probleme zu bereiten, was ihr gelingt. Sie absolviert die Schule ohne Probleme, macht das Abitur und studiert Touristik. Anschließend findet sie sofort eine Anstellung. Sie arbeitet viel, zu viel, wie sie später einsehen wird. Dadurch zerbricht eine langjährige Beziehung und auch für ihre Hobbys bleibt immer weniger Zeit.

Ein schales Gefühl begleite sie schon lange, sie fühle sich leer, freudlos und oft alleine, berichtet sie nach einem schweren Zusammenbruch. Darüber gesprochen habe sie noch nie, das habe sie nicht gelernt oder vielleicht auch verlernt nach dem Tod ihrer Mutter. Im Laufe eines sechswöchigen Klinikaufenthaltes entdeckt sie Schritt für Schritt, dass sie auch **eigene** Bedürfnisse hat und dass es Menschen gibt, mit denen sie auch über **sich** sprechen kann. Die Trauer über den frühen Tod ihrer Mutter bekommt erstmals Raum. Gleichzeitig spürt sie den Verlust der damals Zehnjährigen, der sie bis heute blockiert. Deshalb bittet sie mich, mit ihr die »Abschiedsszene« von ihrer Mutter mithilfe der EMDR-Methode (Eye Movement Desensitization and Reprocessing) anzuschauen. Dabei handelt es sich um ein wissenschaftlich fundiertes Verfahren der Traumaverarbeitung, das mit der wechselseitigen Stimulation eines Sinneskanals, meist des Sehens, dem Gehirn dabei hilft, durch einen gezielten Anstoß die Selbstheilungskompetenz wieder zu übernehmen.

Wie im Zeitraffer durchläuft sie die Szenerie in der Leichenhalle, sieht sich als kleines Mädchen, mit dem sie Mitgefühl empfindet, und kann wie durch ein Wunder erstmals Abschied nehmen, indem es ihr in diesem Prozess wie von selbst gelingt, die Mutter körperlich nochmals zu berühren. Dabei empfindet sie nicht nur eine große Entlastung und Erleichterung, nein, irgendwie geht etwas von der Mutter auf sie über. Sie fühlt plötzlich eine lange verschüttete Verbindung, die sie so intensiv erlebt, dass sie nach der Therapiestunde den Wunsch hat, mit ihrer Mutter »einen

Kaffee trinken zu gehen«. Mit dieser wunderbaren Veränderung können wir die Stunde beenden.

In den Folgetagen verspürt sie eine lange nicht gekannte Lebendigkeit. Der Abschied von ihrer Mutter sei ihr erstmals geglückt. Sie könne nun wieder nach vorne schauen und fühle sich nicht mehr so alleine und verlassen wie die meiste Zeit ihres Lebens. Im Gegenteil, es gebe nun eine Verbindung mit ihrer verstorbenen Mutter und dem Leben als Ganzem.

Meist geht es nicht so schnell wie bei Frau Z., und das muss es auch gar nicht. Und sie hatte im Übrigen eine Menge Vorarbeit geleistet. Die Geschichte steht vielmehr exemplarisch dafür, wie wichtig und entlastend der Prozess des Bedauerns und Trauerns, des Mitfühlens und Nachspürens sein kann und wie befreiend am Ende.

d. Die eigenen Kompetenzen erkennen und nutzen lernen

> *Die Leute hängen an ihren Problemen manchmal mehr, als die Probleme an ihnen hängen.*
> GEORG BERNARD SHAW

Die meisten Menschen stürzen sich in Beratung, Therapie und auch Coaching auf ihre Schwächen. Das ist mühsam, anstrengend und oft auch ineffektiv. Dieses Vorgehen hat sicherlich auch viel damit zu tun, dass wir überall darauf gestoßen werden. In der Schule sollen wir unsere Fehler verbessern, im Sport an unseren Schwächen arbeiten und im Beruf mögliche Schwachstellen rasch verändern. So verwundert es nicht, dass viele Menschen dieses Anliegen auch in Beratung und Therapie in den Vordergrund stellen. Auch unser Gehirn hat sich durch die Evolution auf mögliche Gefahren und Schwachstellen in unserer jeweiligen Umgebung spezialisiert. Es war für unser Überleben von zentraler Bedeutung, zuerst die Gefahrenquellen zu identifizieren und nicht die schöne Umgebung zu genießen. Dies trägt bis heute dazu bei, dass wir

Schwachstellen und Fehler bei uns und in unserer Umgebung viel leichter bemerken und ins Zentrum unserer Aufmerksamkeit rücken.

Die systemische Therapie hat schon früh eine andere Perspektive auf die vermeintlichen Schwächen geworfen, wenn sie danach fragt, was das Gute am Schlechten, was die Lösung im Problemverhalten ist und welche guten Gründe für das eine oder andere Symptom bestehen. Solche Fragen irritieren zunächst, vielleicht empfinden sie einige sogar als anmaßend und provozierend. Lässt man sich auf solche ungewohnten Fragen ein, können sie zur Horizonterweiterung und zur eigenen Entlastung beitragen. Nicht nur bin ich nicht schuld an einem bestimmten Verhalten, nein, es macht aus einer bisher nicht wahrgenommenen Perspektive vielleicht sogar Sinn.

Herr A. hatte im Laufe der vergangenen Jahre eine schwere Depression entwickelt, unter anderem weil er mit seinen Mitmenschen nicht mehr zurechtkam. Er hatte einige berufliche Enttäuschungen erlebt und befand sich nun auf dem Rückzug. Mittlerweile stand auch seine Ehe, die letzte zuverlässige Konstante seines Lebens, aufgrund dieses Verhaltens auf dem Spiel. Und er verabscheute sich für diese »Schwäche«. Als ich ihn fragte, wofür dieses Rückzugsverhalten vielleicht auch gut sein könnte, antwortete er rasch, »für gar nichts, es zerstört mein Leben«. Ich erwiderte ihm, dass ich überzeugt davon sei, dass unser Organismus sich nichts ohne einen guten Grund einfallen ließe.
Nach kurzem Zögern begann er mir daraufhin seine Kindheit und Jugend zu schildern. Aus einem gewalttätigen Elternhaus stammend, war er mit elf Jahren in mehrere Pflegeheime gekommen, immer nur für circa ein Jahr. Dort hatte er rasch gelernt, sich auf niemanden zu verlassen, weil liebgewonnene Menschen ihn wieder verließen oder ihre Zusagen und Versprechen nicht einhielten. Als ich ihm daraufhin sagte, dass sein Verhalten vor diesem Hintergrund sehr nachvollziehbar und früher vermutlich Selbstschutz zum Überleben gewesen sei, begann er sich erstmals mit anderen Augen zu sehen.

Die positive Psychologie hat den Fokus noch weiter verschoben. Sie betont, dass es deutlich mehr Sinn macht, sich mit den eigenen Stärken, Kompetenzen und Fähigkeiten zu beschäftigen, als seine Energie in das Ausmerzen von Schwächen und Unzulänglichkeiten zu stecken. Damit gemeint sind zum Beispiel: Mut, Neugier, Tatendrang, Kreativität, Bescheidenheit, Beharrlichkeit, Freundlichkeit, Fairness, Liebesfähigkeit, Humor und Optimismus. Wer diesen Perspektivwechsel vollzieht, kann entdecken lernen, wann und wo er sich in seinem Element fühlt und wie er dazu beitragen kann, möglichst häufig darin einzutauchen.

Dies erinnert mich an die Pinguingeschichte, die ich vor Jahren bei Eckart von Hirschhausen gehört habe. Er hatte einen Pinguin an Land beobachtet und Mitleid mit dessen Unzulänglichkeiten verspürt: Unförmig in einen »Frack« hineingezwängt und tollpatschig watschelnd, mühte er sich bei jedem Schritt ab, eindeutig eine Fehlkonstruktion, so dachte von Hirschhausen. Doch dann änderte sich plötzlich sein Urteil, als er den Pinguin im Wasser beobachten konnte: Pfeilschnell, elegant und tänzerisch, mit einer unglaublichen Ausdauer ausgestattet, bewegte er sich durchs Becken. Würde man einen Pinguin zu einem 100-Meter-Läufer ausbilden und trainieren wollen, so wäre dies sicherlich ein frustrierendes Unterfangen, zum Schwimmer und Taucher allerdings taugt er allemal und macht uns allen dabei etwas vor. Dennoch gehen wir mit uns selbst und unseren Macken und Schwächen oft genauso um. Würden wir hingegen auf unsere Stärken blicken, diese nutzen und ausbauen, hätten wir vermutlich ähnlich viel Spaß, Ausdauer und Energie wie der Pinguin im Wasser.

Dieser Blick auf die eigenen Fähigkeiten ist insbesondere für Menschen mit traumatischen Erfahrungen von zentraler Bedeutung. Wurde ihnen doch direkt oder indirekt das Gegenteil vermittelt, nämlich dass ihre Schwächen und Fehler gravierender seien als ihre Stärken, und damit wurde ihnen eine wichtige Entwicklungschance erschwert. Wir können allerdings nicht wachsen und heilen, wenn wir die eigenen Wachstumskräfte nicht kennen und uns nicht mit ihnen verbinden. Heilsames entspringt aus dem Kontakt mit dem Lebendigen in uns und dies hat nie etwas mit Schwäche,

Mangel oder Versagen zu tun. Jeder traumatherapeutische Ansatz, der erfolgreich sein will, muss deswegen die Ressourcen in den Blick nehmen und stärken. Er muss Menschen ermutigen, an sich zu glauben. Das lässt sich auf vielfältige Weise unterstützen.

Immer wieder bin ich überrascht und berührt davon, welche unglaublich kreativen Fähigkeiten viele traumatisierte Menschen in sich tragen. Oft haben sie sich nicht getraut, diese anderen zu zeigen, weil sie gelernt haben, sich mit ihren Fähigkeiten zu verstecken oder aber immer noch daran glauben, dass diese sowieso nichts taugen. Sich für diese verborgenen Schätze zu interessieren, Anteil zu nehmen und zur weiteren Entfaltung zu ermutigen, wird somit wesentlicher Teil therapeutischer Arbeit.

Kompetenzen werden auch im Handeln erlebbar, besonders wenn sich dieses Handeln nicht um einen selbst dreht, sondern um wertvolle Erfahrungen mit anderen Menschen oder Dingen, wie beispielsweise Chorsingen, Musizieren, an Volkstanzgruppen teilnehmen oder Theater spielen. Auch hierzu liegen uns mittlerweile zahlreiche Studien vor, die dieses jahrtausendealte intuitive Wissen nun auch für die belegen, denen der Blick über den eigenen Tellerrand von Psychotherapie schwerfällt und die glauben, dass nur die klassische »Redekur«, so nannte Sigmund Freud anfangs die Psychoanalyse, helfen kann. Vor allem für sie sind solche Studienergebnisse wichtig, um in Zukunft ihre Patienten zu all diesen kreativen Angeboten zu ermutigen.

Die zentrale Erkenntnis aus dem Gesagten: Nutzen Sie die Möglichkeiten, sich mit einer solchen Erfahrung zu verbinden, entdecken Sie dabei Ihre Fähigkeiten, vor allen Dingen aber Ihre Lebendigkeit und lassen Sie sich von alten Erfahrungen, einschränkenden Mustern und abwertenden Stimmen aus der Vergangenheit nicht entmutigen. Bleiben Sie dabei, es wird sich lohnen! Und holen Sie sich Hilfe, wo es nötig ist.

Schließlich: Nehmen Sie sich etwas Zeit für sich, um darüber nachzudenken, über welche Fähigkeiten und Stärken Sie konkret verfügen; wann Sie diese zuletzt eingesetzt haben und woran Sie gemerkt haben, dass diese Fähigkeiten und Stärken Ihre ganz eigenen sind. Hier hilft auch mal ein Blick zurück: Was konnten Sie in

Ihrer Kindheit und Jugend besonders gut, was machte Ihnen damals besonders viel Freude? Schreiben Sie sich Ihre Überlegungen dazu gerne auf, das hilft, sie besser zu verankern. Und fragen Sie Ihnen nahestehende Personen, was diese als Ihre Stärken und Fähigkeiten ansehen. Diese nehmen nicht nur eine andere Perspektive ein, sie sind meist auch nicht so kritisch wie man selbst.

e. Die Opferrolle verlassen und Verantwortung für das eigene Leben übernehmen

> *Wir haben viel Arbeit vor uns. Aber um weiterzumachen, brauchen wir das Gefühl, dass wir vorankommen. Wir sollten es uns zu Herzen nehmen: Im Zickzack-Kurs, mit drei Schritten vorwärts und zwei Schritten zurück. Langsam, aber sicher können und werden wir unsere Welt zu einem besseren Ort machen.*
>
> RICK HANSON

Es gibt eine immer wieder gern erzählte Geschichte über die Art und Weise, wie man Affen fängt. Dafür wird eine ausgehöhlte Kokosnuss, die mit einer kleinen Öffnung versehen ist, in einen Baum gehängt. Die Kokosnuss ist mit Leckereien gefüllt, die Öffnung gerade so groß, dass ein Affe seine flache Hand hineinstrecken kann, aber nicht mehr rauszuziehen vermag, wenn er nach den Leckereien greift. Die Faust vergrößert seine Hand derart, dass sie ihn an die Kokosnuss fesselt. Er müsste nur loslassen, um wieder frei zu sein. Da er dies nicht tut, ist er leicht zu fangen. Ob diese Geschichte der Wahrheit entspricht, weiß ich nicht. Sie verdeutlicht allerdings sehr schön, dass Festhalten einen gefangen halten kann. Und genau darum geht es in diesem Kapitel.

Aus der langen Tradition der Resilienzforschung ist bekannt, dass die Fähigkeit, die Opferrolle zu verlassen und selbst Verantwortung für sein Leben zu übernehmen, ganz wesentlich darüber bestimmt, wie widerstandsfähig, belastbar und seelisch gesund wir sind. Dies ist leichter gesagt als getan und steht auch bewusst am

Ende dieses Buchteiles. Die Opferrolle zu verlassen bedeutet nicht, das Unrecht zu entschuldigen und das Leiden daran kleinzureden. Das Gegenteil ist richtig und wichtig: Anzuerkennen, dass mir Unrecht geschehen ist, und darüber auch trauern zu dürfen. Dies sollte in jeder Therapie – und auch ohne therapeutische Begleitung – einen angemessenen Platz einnehmen. Und selbstverständlich auch im Rahmen von Opferschutzmaßnahmen eine Rolle spielen, wo es einerseits um die traumasensible Aufnahme von Tatbeständen, denn hier geht es um mehr als um bloße Dokumentation, andererseits um eine öffentliche Aufarbeitung von Traumata in Institutionen oder Familien geht, die deutlich machen müssen, dass sie das Geschehene bedauern und zu einer Aufklärung und Aufarbeitung aktiv beitragen wollen.

Dann aber wird jeder Betroffene irgendwann vor der Frage stehen, wie er beziehungsweise sie weiterleben möchte, auch und gerade, wenn die Täter und Verursacher nicht vollständig oder gar nicht einlenken und nicht daran denken, Wiedergutmachung anzubieten. Leider ist dies die Regel. Viele meiner Patienten, die in ihrer Kindheit emotional vernachlässigt oder verletzt wurden, körperliche oder sexualisierte Gewalt erlebt haben, stoßen bei ihren Eltern auf taube Ohren. Typische Ausreden sind Beschwichtigungen, Bagatellisierungen oder schlichtes Leugnen: »Das war alles gar nicht so«, »aus dir ist doch etwas geworden«, »das bildest du dir alles bloß ein«, »was fällt dir ein, unsere Familie so durch den Schmutz zu ziehen« etc. Solche Reaktionen tun oft genauso weh wie die traumatischen Erfahrungen in der Kindheit. Sie machen schmerzhaft deutlich: Die erhoffte Wiedergutmachung oder wenigstens eine Wiederannäherung bleibt aus.

Die 59-jährige Frau B. erzählte mir, dass sie von ihrer Mutter immer wieder den Satz gehört habe, dass sie unerwünscht gewesen sei. »Ich hätte dich besser abtreiben sollen oder beim ersten Baden ertrinken lassen.« Solche und ähnliche Sätze begleiteten ihre Kindheit und Jugend. Im Vater fand sie ebenfalls keine Unterstützung, da dieser alkoholkrank war. Glücklicherweise gab es einen sechs Jahre älteren Bruder, der zum verlässlichen und be-

schützenden Begleiter ihrer Kindheit wurde. Die Kälte der Mutter und die Abwesenheit des Vaters trieben sie früh aus dem Elternhaus, in der Hoffnung, in ihrer ersten großen Liebe ihr Glück zu finden.
Sie heiratete bereits mit 18 und wurde sofort schwanger. Schon in dieser Zeit wurde sie von ihrem Mann immer wieder herabgewürdigt und eingesperrt. Sie trug sich mit Fluchtgedanken, wusste jedoch nicht, wohin sie fliehen sollte. Ihre Eltern hatten ihr mit auf den Weg gegeben, dass sie ohnehin nicht glücklich werden würde. So blieb sie. Zunächst glaubte sie, dass dies auch für ihr Kind die beste Lösung sei. Die Situation spitzte sich allerdings weiter zu, schließlich teilte sie sich erstmals ihrem Hausarzt mit. Dieser unterstützte sie bei der Kontaktaufnahme mit einem Frauenhaus, worüber ihr schließlich der Absprung gelang.
Jahre später lernte sie ihren zweiten Ehemann kennen. In dieser Ehe ist sie bis heute, hier fühlte sie sich erstmals verstanden und akzeptiert. Aus dieser Erfahrung von Sicherheit und Halt heraus nahm sie erneut Kontakt mit ihrer Ursprungsfamilie auf, auch um die Erfahrung ihrer Kindheit anzusprechen. Es geschah, womit sie überhaupt nicht gerechnet hatte: Ihre Mutter leugnete all das, worunter sie ihre gesamte Kindheit gelitten hatte. Ja, sie drehte den Spieß sogar um und bezichtigte Frau B. der Lüge, das sei wieder typisch für sie, die undankbare Tochter. Der Vater schwieg wie immer.
Diese Erfahrung führte sie zunächst in eine tiefe Krise, mit der sie dann auch die Psychotherapie aufsuchte. Hier erlebte Frau B. es als wohltuend, dass ihr geglaubt wurde und ihr Leiden Gehör fand. Ihr wurde deutlich, dass ihre Kindheitserfahrungen sie in ihre erste Ehe geführt hatten. Schließlich wurde ihr auch klar, dass von ihren Eltern keine Einsicht oder gar Wiedergutmachung mehr zu erwarten war: »Wenn die es nicht hinkriegen, dann muss ich selbst für das Gelingen meines Lebens Verantwortung übernehmen.« Sie hatte dies in vielen Bereichen ihres Lebens bereits getan, was ihr zunehmend bewusst wurde und Energie für weitere Schritte freisetzte. So beschloss sie, den Kontakt zu ihren Eltern vollständig abzubrechen.

Es war der berühmte Wiener Psychiater und Psychotherapeut Viktor Frankl, der sehr eindrucksvoll vorgelebt hat, was es bedeutet, aus der Rolle des Opfers herauszutreten und wieder Handlungsspielraum zu gewinnen. Er war als Jude 1943 in mehrere KZ verschleppt worden, verlor seine gesamte Familie und beinahe auch sein eigenes Leben. Dennoch schrieb er kurz nach dem Krieg sein bis heute verlegtes, sehr eindrucksvolles Buch *Trotzdem Ja zum Leben sagen*, in dem er seine Erlebnisse aus vier Konzentrationslagern erzählt und verarbeitet. Schon der Titel drückt aus, um was es ihm zeitlebens ging: Distanz zum eigenen Schicksal herzustellen und daraus etwas Persönliches und Sinnvolles zu gestalten. Er meinte zu Recht, dass uns Menschen diese Fähigkeit, in Distanz zu unseren Gefühlen und Gedanken, zu unseren Krankheitssymptomen und leidvollen Erfahrungen zu treten, auszeichnet, ja, dass wir überhaupt erst unser Potential ausschöpfen, wenn wir genau das tun.

Frankl hatte bereits während seiner Zeit im Konzentrationslager einen inneren Hoffnungsfilm entworfen. Dieser hatte ihn in eine bessere Zukunft versetzt, in der er in einem hell erleuchteten, warmen Hörsaal vor vielen Menschen genau über das berichtete, was er gerade noch durchmachte. Genau so kam es letztlich. Kurz nach dem Krieg hielt er wieder Vorlesungen und Vorträge und berichtete dabei von seinen Erfahrungen. Frankl machte sehr früh deutlich, dass wir innere Freiheiten und äußeren Handlungsspielraum gewinnen, wenn wir unser Schicksal annehmen, indem wir verändern, was veränderbar ist, und annehmen lernen, was wir nicht mehr verändern können. Dies bezog er ganz explizit nicht nur auf äußere Handlungsmöglichkeiten, sondern auch auf eine innere Einstellungsveränderung.

Auf etwas Ähnliches stieß auch der Medizinsoziologe Aaron Antonovsky in den 70er Jahren des vergangenen Jahrhunderts. Er untersuchte in einer Studie Frauen, die den Holocaust überlebt hatten. Immerhin 29 Prozent dieser Frauen hatten ihn relativ unbeschadet überstanden. Bei diesen Frauen fand er drei Grundhaltungen, die ihnen in ihrem schrecklichen Schicksal geholfen hatten: verstehen können, um was es geht und sich damit im Kopf einen

Überblick verschaffen; Handlungsspielraum für sich selbst entwickeln und aktiv werden; und dem Ganzen Sinn und Bedeutung verleihen können. Wer dies vermag, zeichnet sich durch ein »Kohärenzgefühl« aus, das man als die Fähigkeit beschreiben könnte, seinem Leben mit all seinen Höhen und Tiefen zuzustimmen. Als Opfer der Umstände oder als Opfer von bestimmten Menschen gelingt dies nicht.

Eindrucksvoll belegt dies die Biographie von Nelson Mandela, der noch am Tage seiner Freilassung nach 27 Jahren Haft für Frieden und Versöhnung warb, indem er alle Menschen dazu aufrief, für ein nicht rassisches, geeintes und demokratisches Afrika einzutreten. Immer wieder, so wird berichtet, habe man die Wärter des Gefängnisses ausgewechselt, weil Mandela sie mit seiner freundlichen, versöhnenden Art und Weise für sich eingenommen hatte. So gelang es ihm, nicht nur seinen eigenen Hass, sondern den einer ganzen Nation in eine friedvolle Zukunft umzugestalten.

Wir müssen uns nicht an Mandela messen, auch wenn sein Vorbild ermutigen und Ansporn geben kann. Wir können uns allerdings an dem ausrichten, was uns geschenkt werden kann, wenn wir beginnen, die Verantwortung für unsere Gegenwart und Zukunft zu übernehmen, ganz gleich, wie die Vergangenheit aussah.

Frau B. hatte im Rahmen ihrer Therapie gelernt, dass ihre berechtigten Wünsche nach Anerkennung und Liebe von ihren Eltern unbeantwortet bleiben würden und dass ihre alten Narben bleiben und manchmal schmerzen würden. Sie hatte verstanden, dass nur sie selbst etwas ändern konnte, und das tat sie, indem sie einerseits den Kontakt zu ihren Eltern abbrach und andererseits sehr bewusst darauf zu achten lernte, welche Menschen ihr guttaten. Sie trennte sich von einigen vermeintlichen Freunden, von denen sie sich im Rückblick ausgenutzt fühlte, und intensivierte den Kontakt zu denen, die ihr liebevoll zugetan waren. Das galt in besonderer Weise gegenüber ihrer Tochter und den beiden Enkeln. Hatte sie ihre liebevollen Gefühle in der Vergangenheit eher kleingeredet, schenkte sie diesem Erleben und inneren Fühlen nun ganz bewusst ihre Aufmerksamkeit und genoss das Zusammensein mit ihren Lieben. Jedes Mal, wenn ich sie nach derartigen Erlebnissen fragte, ging ein Strahlen über ihr Gesicht.

Wie uns die Geschichte von Frau B. zeigt, hilft es bei diesem Prozess, immer wieder sehr bewusst wahrzunehmen, was man in seinem Leben bis heute schon alles geschafft und bewältigt, welche Wegstrecke man bereits zurückgelegt hat. Das erfordert Übung, weil üblicherweise der Blick auf die Probleme und Schwierigkeiten fällt. Das ist sehr menschlich und, wie wir gesehen haben, früh gelernt. Und wie bei allem, was wir im Laufe unseres weiteren Lebens neu lernen wollen, braucht es Zeit, Geduld und Einübung. Dabei hilft uns der Blick nach vorne, verbunden mit der Frage: Wo will ich hin? Und welche Schritte gehe ich zuerst?

Es geht immer um die kleinen Schritte. Und oft entsteht der Weg dann unverhofft beim Gehen unter unseren Füßen. Jeder Schritt zählt. Und es hilft, möglichst viele dieser kleinen Schritte bewusst wahrzunehmen. Ein Tagebuch der kleinen, erfolgreichen Schritte könnte diesen Weg unterstützen. Es hat den Vorteil, dass Sie sich für diese wichtige innere Arbeit einen Ort und vielleicht eine feste Zeit reservieren. Das macht es leichter. Außerdem kann Sie ein Tagebuch beim Dranbleiben unterstützen, weil es sozusagen Ihre »Erfolge« dokumentiert, die Sie nachlesen können. Denn es ist eine Eigenart von uns Menschen, Erfolge rasch zu vergessen, an Misserfolgen hingegen lange festzuhalten. Durch das Aufschreiben bekommt unser Gehirn die Zeit, die es benötigt, Neues bewusst zu registrieren und daran zu lernen. Dafür benötigt es lediglich 10 bis 15 Sekunden bewusster Aufmerksamkeit. Bereits nach einer solch kurzen Zeit beginnen neue Verdrahtungsprozesse im Gehirn, die etwas verändern, die einen Unterschied machen, der für das Lernen von Neuem grundlegend ist.

Nicht mehr Opfer sein zu müssen, befreit und schafft Handlungsspielraum. Es ist wie ein Aufräumen und Ausmisten – dadurch entsteht Platz und Raum für Neues. Es kommt dabei auch auf unsere Einstellung und Sichtweise an, sie sorgt für *den* Unterschied, der Veränderung ausmacht, wie der folgende Text von Bert Brecht deutlich macht:

Alles wandelt sich. Neu beginnen
kannst du mit dem letzten Atemzug.
Aber was geschehen ist, ist geschehen. Und das Wasser,
das du in den Wein gossest, kannst du nicht mehr
herausschütten.

Was geschehen ist, ist geschehen. Das Wasser,
das du in den Wein gossest, kannst du
nicht mehr herausschütten, aber alles wandelt sich.
Neu beginnen
kannst du mit dem letzten Atemzug.[85]

Es kommt darauf an, was wir betonen, womit wir beginnen und womit wir aufhören. Der Text bekommt dadurch eine völlig andere Bedeutung. So kann es uns auch mit unserem eigenen Leben gehen.

6. Hilfreiche Instrumente – mehr als nur Reden

Das haben wir noch nie probiert, also geht es sicher gut.
PIPPI LANGSTRUMPF

Um mit unseren Emotionen, unseren Verletzungen und seelischen Wunden angemessen umzugehen, bieten sich uns zwei Wege: Wir können lernen, sie sozusagen »von oben«, mithilfe unseres Stirnhirns, oder »von unten«, über den Körper, zu regulieren. Neurowissenschaftler und Psychotherapeuten sprechen von Top-down- oder Bottom-up-Mechanismen. Das bedeutet, dass einerseits der klassische Weg der »Redekur«, wie Sigmund Freud seine Psychoanalyse nannte, viele nützliche Wege der Veränderung ermöglicht. Ebenso ermöglicht unser achtsamer Geist, also genaues Hinschauen, dass wir die Dinge unterscheiden und neu bewerten können. Andererseits können aber auch die Weisheit des Körpers und seine Regulations- und Selbstheilungswege genutzt werden, um inneres Wachstum und heilsame Veränderung anzustoßen. Reden alleine reicht eben oft nicht aus.

»Bei der Top-down-Regulation wird die Fähigkeit des ›Wachstums‹, die Körperempfindungen zu beobachten, gestärkt. In diesem Zusammenhang sind die Achtsamkeitsmeditation und Yoga von Nutzen. Bei der Bottom-up-Regulation wird das autonome Nervensystem (dessen Ursprung der Hirnstamm ist) modifiziert. Wir können zum ANS mithilfe von Atmung, Bewegung und Berührung in Kontakt treten.«[86]

Zunächst soll es um die Veränderungsimpulse »von oben« (Abschnitte a bis c) gehen, die Wachstum und Entwicklung in jedem anstoßen können. Auch da gibt es mittlerweile viel mehr als das berühmte Bohren in der Vergangenheit. Die zweite Möglichkeit der körper- und erlebnisorientierten Methoden beschreibe ich in Abschnitt d. Leider ist dieser zweite Weg, der Körper, Bewegung und Atmung einbezieht, immer noch viel zu unbekannt und wird von einigen Psychotherapeuten nicht ernst genommen oder sogar offen abgelehnt. Ich selbst jedenfalls habe in den meisten Psychotherapieschulen, die ich intensiver kennengelernt habe, kaum etwas über die Heilungsimpulse von Körper und Atem erfahren, geschweige denn wurde dieser Methode besonderes Augenmerk gewidmet.

a. Achtsamkeit

> *Was durch Ihren Geist strömt, formt Ihr Gehirn. Folglich können Sie Ihren Geist dazu nutzen, Ihr Gehirn zu verbessern – was Ihrem gesamten Dasein und jeder anderen Person, mit deren Leben Sie in Berührung kommen, zugutekommt.*
>
> RICK HANSON

Achtsamkeit zeichnet sich durch eine gute Kontrolle über die eigene Aufmerksamkeit aus und durch die Fähigkeit, sie genau dahin zu richten, wo ich sie in diesem Moment haben möchte. Achtsamkeitsbasierte Ansätze zeichnen sich durch einen vorurteilsfreien, freundlich-offenen Blick auf sich selbst und die jeweilige Umgebung aus. Wahrnehmen und Anerkennen, was ist, ohne etwas verändern zu müssen oder vielleicht auch gar nicht zu können. Diese akzeptierende Grundhaltung ist uns westlichen Menschen eher fremd, wo wir viel mehr nach Machbarkeit und Veränderung schauen. Die Sehnsucht allerdings nach einer anderen Haltung wächst, der Zulauf zu Achtsamkeitskursen ist ungebrochen und die Wirksamkeit für Stressreduktion und Schmerzlinderung sowie als Rückfallprophylaxe bei Depressionen ist wissenschaftlich gut belegt.

Unser Gehirn, so die Erkenntnis der modernen Hirnforschung, ist in der Lage, sich bis ins hohe Alter weiterzuentwickeln, zu verändern und entsprechend seiner Umgebungsbedingungen neu zu strukturieren. Diese sogenannte Neuroplastizität hängt von der

Aufmerksamkeitsfokussierung ab. Richtet sich unsere Aufmerksamkeit auf einen bestimmten Bereich, wird einem anderen Aufmerksamkeit und damit Aktivität entzogen. Dies bedeutet, dass wir dazu beitragen können, in welche Richtung sich unser Gehirn und damit wir selbst uns entwickeln. Überlassen wir uns dem Autopiloten, so sucht unser Gehirn eher nach dem Problem, der Gefahr in der jeweiligen Situation und der Bedrohung im Gegenüber. Dies umso mehr, je verletzender oder gar traumatischer frühere Erfahrungen waren. Unser Gehirn möchte uns in Gegenwart und Zukunft vor ähnlichen Erfahrungen schützen und versetzt uns deswegen oft in eine Haltung der Vermeidung. Neue Erfahrungen, die diese Haltung korrigieren können, werden so nicht gemacht.

Zunächst müssen wir diesen Vermeidungsmodus bemerken, um ihn verändern zu können. Denn: Unangenehme und belastende Gefühle und Gedanken sind Ausdruck unserer Vorerfahrungen und sogar Ausdruck der Erfahrungen unserer Vorfahren, die sich auch in Gehirn und Genen wiederfinden. Sie sind Momentaufnahmen und keine unveränderlichen Wahrheiten. Achtsamkeit kann helfen, sie wahrzunehmen, anzuerkennen und vielleicht wie Wolken weiterziehen zu lassen. Ich kann lernen, das innere Programm wie beim Fernsehen zu wechseln, aber erst, wenn mir bewusst geworden ist, dass ich gerade in einer inneren Tragödie oder gar einem Horrorstreifen gelandet bin. Dazu bedarf es meiner Aktivität und Anstrengung, von selbst geschieht es leider selten.

Dabei können wir allerdings eine weitere wichtige Erfahrung machen: »Achtsamkeit bringt uns mit der Flüchtigkeit unserer Gefühle, Empfindungen und Wahrnehmungen in Kontakt. Wenn wir die Aufmerksamkeit auf unsere Körperempfindungen richten, können wir Ebbe und Flut unserer Emotionen erkennen, und dadurch wird unser Einfluss auf sie größer.«[87] Die gute Botschaft lautet also: Ich muss mir und meinen Gefühlen nicht alles glauben. Ich kann mich ihnen auch entgegenstellen und widersetzen. Viktor Frankl nannte das die Trotzmacht unseres Geistes.

Hilfreich ist dabei die Hinwendung zu einer mir wichtigen Aufgabe, zu etwas für mich Sinnvollem. Das war ein zentraler Gedanke Frankls, der Jahre später eindrucksvoll durch die Resilienzforschung bestätigt wurde. Wenn zum Beispiel Geschwister aus äußerst belasteten Familien sich umeinander kümmern, entwickeln sie dadurch einen Puffer für das Schwere und meistern es leichter.

In Therapiegruppen erlebe ich häufig, dass Patienten am Ende einer Stunde, in der sie sich mit der belastenden Geschichte eines anderen Gruppenmitglieds beschäftigt haben und einfühlsam zugehört und mitgedacht haben, feststellen, dass es ihnen selbst plötzlich viel besser geht, dass das eigene Leiden irgendwie in den Hintergrund getreten ist und die Erfahrung von Mitgefühl ihnen erstaunlich gutgetan hat.

Jon Kabat-Zinn beschreibt die Achtsamkeitspraxis folgendermaßen: »Jedermann verstrickt sich in seine Gedanken und Gefühle. Da gibt es, soweit ich weiß, keine Ausnahmen. Aber wie sehr wir uns verstricken, wie schnell wir uns verstricken und wie lange wir verstrickt bleiben, das sind Dinge, auf die wir enorm großen Einfluss haben können, wenn wir auf diese Weise praktizieren. Ich glaube, wir haben im Moment die Chance zu einer tiefgreifenden Veränderung in unserer Haltung zu Krankheit und psychischen Problemen sowie zu einer wirklichen Rückbesinnung auf das eigene Innere und das tiefe Potential für Heilung und Transformation, das der Achtsamkeitspraxis innewohnt.«[88]

Achtsamer Umgang mit mir selbst ermöglicht noch etwas: meinen Körper und seine Rückmeldungen wahrzunehmen, die Hinweise auf vielleicht länger überhörte Wünsche und Bedürfnisse darstellen und damit zu seelischer Gesundheit und Wachstum beitragen, wenn ich lerne, auf sie zu achten und entsprechend zu handeln. Dazu ist auch das Wahrnehmen eigener Belastungsgrenzen notwendig. Aus guten Gründen haben viele Menschen diesen Blick in ihrer Kindheit nicht entwickelt, weil sie sich zum Beispiel um die Bedürfnisse ihrer Eltern kümmern mussten und wiederum von diesen nicht darin unterstützt wurden, eigene Bedürfnisse ernst zu nehmen.

»Ein Säugling beispielsweise benötigt eine ausreichend einfühlsame Bezugsperson, die seine Bedürfnisse verstehen und beantworten kann. So hat das kindliche Schreien, das zunächst gleich zu klingen scheint, ganz unterschiedliche Bedeutungen, es kann Hunger, es kann Müdigkeit, es kann Alleinsein, Schmerzen oder eine nasse Windel bedeuten. Ein Säugling benötigt eine Mutter oder einen Vater, der diese Bedürfnisse zu differenzieren vermag und damit zu erkennen gibt, dass sie bedeutsam sind.«[89] Aber auch im weiteren Leben lässt sich lernen, was anfangs wenig entwickelt wurde, wie wir aus der Hirnforschung wissen. Oft gibt es in uns einen Teil, der ahnt oder weiß, was uns guttut. Ihn können wir stärken. Dass dies auch mithilfe des schlechten Gewissens gelingen kann, zeige ich in Abschnitt e auf.

Herr N. hatte sich nach einem schweren nervlichen Zusammenbruch auf Drängen seines Hausarztes zum ersten Mal in eine stationäre psychosomatische Behandlung begeben. Er stand diesem Aufenthalt zunächst kritisch gegenüber, hatte er doch immer sein Leben selbst in die Hand genommen und viele Jahre beruflich in Führungspositionen gearbeitet. Er befürchtete nun, die »Zügel aus der Hand zu geben«. Er berichtete von einem 12-Stunden-Arbeitstag und weiteren nebenberuflichen Verpflichtungen. Eigentlich habe er immer schon so gearbeitet. Jetzt allerdings habe er den Kontakt zu seinem Körper verloren, zu seinen Gefühlen habe er ihn eigentlich schon lange nicht mehr gehabt. Bei vielen unseren Patienten tauchen bei der Betrachtung der eigenen Lebensgeschichte bisher nie zum Ausdruck gebrachte Traumata auf, so auch bei Herrn N. Unter Tränen, die er sich eigentlich gar nicht zugestehen konnte, berichtet er von einem sadistischen Vater, der ihn schlug und immer wieder stundenlang in einen dunklen Keller verbannte. All diese Ereignisse aus seiner Kindheit seien nun seit einigen Monaten plötzlich wieder lebendig wie am ersten Tage.
Im Rahmen der therapeutischen Arbeit lernte Herr N. unter anderem auch unterschiedliche Achtsamkeitsübungen kennen. Erstaunt stellte er bereits nach zwei Wochen fest, dass diese ihm halfen, besser zu spüren, was bei ihm gerade los war. Im weiteren Verlauf übte er regelmäßig. Er fühle sich zentrierter und spüre jetzt rechtzeitiger, was sich in ihm abspiele. Dadurch könne er

mehr Einfluss auf seine Gefühle nehmen. Auch bekomme er besser mit, was sein Körper benötige. Habe er früher im Laufe eines langen Arbeitstages auch das Trinken gänzlich vergessen und die Müdigkeit seines Körpers mit Kaffee kompensiert, so bemerke er jetzt, wenn er Durst habe, und sorge auch für eine ausreichende Trinkmenge. Er gehe abends rechtzeitiger ins Bett und sei ganz erstaunt, dass man auch länger als fünf Stunden schlafen könne. Herr N. erzählt auch noch ein Jahr später, dass Achtsamkeitsübungen und die gesamte Haltung der Achtsamkeit ihn durch den Alltag begleiten würden. Sie hätten ihn dabei unterstützt, wieder Kontakt zu sich selbst zurückzugewinnen, das empfinde er als großes Geschenk.

Achtsamkeitspraxis fördert die Fähigkeit, inneres Unwohlsein oder innere Anspannung, die viele Menschen mit emotionalen Verletzungen und Traumata kennen, zu unterscheiden und die Ursachen der unangenehmen Zustände auszumachen. Oft versuchen Menschen, sich mit unkontrolliertem Essen, Alkohol, Drogen oder anderen Süchten zu beruhigen, was immer nur kurzfristig und vordergründig gelingt. Spüre ich jedoch, um was es wirklich geht, kann ich beginnen, mich auf eine neue Art und Weise um mich zu kümmern (siehe Kapitel 6 d »Die Selbstberuhigungskompetenz stärken«).

Wir werden erst handlungsfähig, wenn wir mitbekommen, was in unserem Körper geschieht, und wenn wir lernen, damit angemessen umzugehen. Das bedeutet, unterscheiden zu lernen, warum sich etwas gerade so und nicht anders anfühlt. Es bedeutet auch, das Unangenehme zuordnen zu lernen und nicht davon abzulenken – mit Essen, Alkohol, Drogen, Internetkonsum etc. Und es bedeutet schließlich, dann auch nach anderen Lösungen Ausschau zu halten. Achtsamkeit stellt hierfür das passende Handwerkszeug zur Verfügung, weil sie den sogenannten medialen präfrontalen Kortex stärkt, das ist der Bereich im Gehirn, der uns hilft, aufmerksam auf uns und unsere Umgebung zu reagieren. Dieser Bereich kann Ängste beruhigen helfen und dadurch neue Handlungsspielräume eröffnen.[90]

Van der Kolk weist darauf hin, dass Achtsamkeitsübungen sogar die Aktivitäten des gehirneigenen »Rauchmelders«, der Amygdala, und damit die Gefahr des »Anschlagens« potentieller Trigger verringert.[91] Das ist äußerst bedeutsam, weil es zeigt, welche Veränderungen in unserem Gehirn auch im weiteren Leben noch möglich sind, und dass es sich lohnt, daran zu arbeiten. Denn die Amygdala ist nichts weniger als die wichtigste Alarmzentrale in unserem Gehirn, deren Aufgabe es ist, erneute Verletzungen und Traumata zu verhindern. Deswegen lernt sie durch solche Ereignisse rasch und behält sie sehr gut »im Gedächtnis«. Und sie schlägt eben auch Alarm, wenn gar keine gefährliche Situation mehr vorliegt. Diese überschießenden Reaktionen dieses »Bollwerks der Gefahrenabwehr« kann man durch die Achtsamkeitspraxis reduzieren.

Ein letzter Aspekt ist wichtig. Achtsamkeit geht immer auch mit einer Haltung der Akzeptanz einher, die uns in der westlichen Welt mitunter fremd erscheint. Wie viel Energie stecken wir oft in den Kampf »gegen« etwas, in das Verändernwollen. Die Erfahrungen der Achtsamkeitspraxis lehren uns, dass das Abziehen der Aufmerksamkeit vom Leidvollen paradoxerweise das Leiden verändern und abmildern kann. Und dass Akzeptieren dazu beitragen kann, sich mit sich, seiner Biographie und seinen Krankheitssymptomen auszusöhnen. So kann sie auch dabei helfen, die Opferrolle zu verlassen (siehe Kapitel 5 e »Die Opferrolle verlassen«).

Achtsamkeit kann man auf unterschiedlichen Wegen einüben. Es gibt einerseits die formale Praxis von Meditation (Sitzen und Gehen), Bodyscan, Yoga und festgelegten Übungen, die man gut in MBSR-Kursen (Mindfulness-Based Stress Reduction) erlernen kann. Ein weiterer Weg nutzt die Achtsamkeit der eigenen Sinne, Schmecken, Riechen oder Spüren, was gerade ist, und stärkt dadurch den Gegenwartsbezug. Andererseits bietet der ganz normale Alltag eine permanente informelle Achtsamkeitspraxis: Ich kann achtsam essen, duschen, Zähne putzen, abspülen etc. Um mich immer wieder hieran zu erinnern, gibt es Achtsamkeits-Apps. Die einfachste lässt einmal pro Stunde den Ton einer Klangschale erklingen, um mich daran zu erinnern, achtsam bei dem zu sein, was ich gerade tue. Am besten probieren Sie aus, was am besten zu Ihnen passt.

Die abschließende Zen-Geschichte, deren Quelle unbekannt ist, fasst das Gesagte nochmals auf eine schöne Weise zusammen:

Ein Weiser wurde gefragt, wie es gelingen kann, den Augenblick voll auszukosten, um etwas davon festhalten zu können. Schließlich sei der Augenblick zu wertvoll und unwiederbringlich, als dass man ihn einfach so entschwinden lassen könne.

»Was denkst du«, fragte der Weise den Fragesteller, »wenn du versuchst, den Augenblick festzuhalten?«

»Ich denke: Jetzt!«, antwortete dieser.

»Und dann?«, fragte der Weise.

»In dem Moment, in dem ich: Jetzt! denke, ist er auch schon vorbei und ich habe nichts mehr davon. Festhalten kann ich nichts.«

»Du hast recht«, erwiderte der Weise. »In dem Moment, in dem du: Jetzt! denkst, ist das Jetzt schon vorüber. Jetzt! sagen nützt gar nichts.«

»Aber was soll ich tun?«, fragte der andere. »Ganz gleich, was ich denke, es ist sofort verflogen.«

»Du täuschst dich«, sagte der Weise. »Ich will dir ein Geheimnis anvertrauen. Versuch es einmal ganz anders: Atme tief ein und tief aus. Höre auf den Schlag deines Herzens. Schau, was Jetzt! gerade ist und dann sag ganz einfach und ruhig: Ja. In diesem ›Ja‹ kostest du den gegenwärtigen Augenblick voll aus. Viele vergangene Augenblicke und viele Augenblicke, die noch kommen werden.

Das ›Ja‹ verfliegt nicht wie das flüchtige Jetzt!. Es bleibt bei dir. Das ›Ja‹ ist stärker als die Zeit. Es hat teil an dem, was nicht vergeht.«

Der Weise lächelte: »In jedem ›Ja‹ wohnt ein Augenblick Ewigkeit. Du kannst es fühlen!«

b. Selbstfürsorge, Selbstmitgefühl und Selbstberührung

> *Indem wir unseren Problemen mit offenen Augen und Herzen begegnen – mit Wachheit und Mitgefühl – erfahren wir emotionale Heilung.*
> CHRISTOPHER GERMER
>
> *Sei gut zu dir.*
> *Die Welt ist schlecht.*
> *Das Unrecht blüht,*
> *nimm dir das Recht*
> *und tu den Schritt*
> *zum Ich vom Wir.*
> *Die Welt ist schlecht.*
> *Sei gut zu dir.*
> ROBERT GERNHARDT

Sich gut um sich selbst zu kümmern, ist für viele nicht so selbstverständlich, wie es auf den ersten Blick erscheint. Viele meiner Patienten wissen meist ziemlich genau, was sie für andere tun können, wenn es denen schlecht geht. Bei sich selbst hingegen kommen sie ins Stolpern. Wir haben schon gehört, dass dies mit frühen Lebenserfahrungen zu tun hat. Beispielsweise wenn Kinder sich schon früh um die bedürftige Mutter kümmern müssen oder wenn sie immer wieder abgewertet werden mit Sätzen wie: »Nimm dir ja nicht zu viel raus; was sollen die anderen von dir und uns denken; das steht dir gar nicht zu …«

Wer solche und ähnliche Sätze oft genug gehört hat, glaubt ihnen. Kinder verinnerlichen sie, weil das ihrem Überleben dient. Denn Kinder sind von nichts mehr abhängig als von der Fürsorge und Zuwendung ihrer unmittelbaren Bezugspersonen. Sie lieben ihre Eltern, egal wie diese sie behandeln, auch weil sie sie auf ganz elementare Weise brauchen, um heranzuwachsen. Sie schenken ihnen viele Jahre uneingeschränktes Vertrauen. Schließlich haben sie in aller Regel ja auch nichts anderes kennengelernt. Und so werden irgendwann diese Botschaften der Eltern zu eigenen Überzeugungen.

Weil das kindliche Einfühlungsvermögen schon sehr früh so groß ist, spüren Kinder intuitiv, dass sie ihre Eltern auf eine gewisse Weise beruhigen oder »in Schach halten« können, wenn sie deren Botschaften, auch die negativen, übernehmen und für wahr halten, was ihnen vermittelt wird. So übernehmen sie auch Schuldgefühle oder viel zu große Verantwortung oder die Überzeugung, schlecht zu sein.

So ist ein gewalttätiger Vater mit einem kindlichen Schuldeingeständnis leichter zu beruhigen als mit dem Aufbegehren gegen seine Gewalt.

»Vermag die Mutter nicht adäquat auf die Impulse und Bedürfnisse ihres Babys zu reagieren, lernt das Baby zu werden, wie seine Mutter ihr Baby gerne hätte. Weil das Kind seine eigenen Empfindungen ignorieren und versuchen muss, sich an die Bedürfnisse seiner primären Bezugsperson anzupassen, gewinnt es den Eindruck, dass daran, wie es selbst ist, ›irgendetwas nicht in Ordnung ist‹.«[92] Mit solchen Erfahrungen im Gepäck sind Selbstfürsorge und Selbstmitgefühl oft ganz neue Felder, die es zu entdecken und zu entwickeln gilt.

Selbstfürsorge zeigt sich in einem wohlwollenden, liebevollen Blick auf sich selbst. Sie erlaubt mir, meine Bedürfnisse anzuerkennen und mich um diese auch zu kümmern. Das fängt mit den vermeintlich einfachen Dingen des Lebens an: Essen, Trinken und Schlafen. Wie viele Patienten haben mir schon erzählt, dass sie genau das immer wieder vergessen, dass ihnen am Ende eines Arbeitstages oft erst bewusst wird, dass sie überhaupt nichts getrunken oder gegessen haben. Das verursacht in unserem Körper Stress und der wiederum ist oft Trittbrett für alte Stresserfahrungen der Vergangenheit. Und weil unser Gehirn gerne bekannte Netzwerke nutzt, findet man sich nur über dieses harmlose Trink- oder Nahrungsdefizit auf einmal in einer richtig schlechten Stimmung wieder, die dann eine innere Abwärtsspirale in Gang setzen kann. Ähnliches gilt für die Schlafgewohnheiten. Es lohnt sich, auf diese körperlichen Grundbedürfnisse zu achten, die viel mit unserem Wohlbefinden einerseits und unserer Stressanfälligkeit andererseits zu tun haben.

Deswegen ist es wichtig, sich heute die Erlaubnis zu erteilen, sich um sich selbst zu kümmern. Wenn das früher nicht erlaubt war oder nicht vorgelebt wurde, braucht es dafür oftmals die Unterstützung von wohlwollenden anderen Menschen. Man muss hier nur aufpassen, dass man nicht an »Freunde« oder Verwandte gerät, die aus meinem bisherigen Verhalten ein Gewohnheitsrecht zu ihren Gunsten ableiten und mich unter Umständen unter Druck setzen, damit ich mich auch weiterhin so verhalte, wie sie es gerne hätten. Aus Angst vor Ablehnung und Zurückweisung ordnen wir uns oftmals rasch unter, weil der Wunsch nach Zugehörigkeit und Anerkennung unserem tiefsten menschlichen Bedürfnis entspricht. Das gilt auch dann, wenn wir uns selbst dabei schaden oder ausbeuten lassen.

Es erfordert Mut und Ausdauer, das alte Muster zu durchbrechen. Und selbst wenn man es schafft, wird es sich zunächst eigenartig und vielleicht auch falsch anfühlen, so sehr sind uns die bisherigen Wege vertraut. Und Vertrautes beantwortet unser Gehirn mit einer Dopaminausschüttung, unserem Belohnungshormon. Das zu wissen, ist meines Erachtens von zentraler Bedeutung. Es erklärt, warum Menschen beim Versuch, etwas zu verändern, enttäuscht aufgeben. Veränderungen benötigen Zeit und fühlen sich anfangs fremd an, weil unser Gehirn so funktioniert, und nicht, weil mit uns etwas nicht stimmt! Erst im Laufe der Zeit und mit einer ausreichenden Anzahl von Wiederholungen verändert sich unser Gehirn. Das neue Muster wird von einem anfänglichen Trampelpfad zu einem breiten Weg und später sogar zu einer Straße, wenn es möglichst häufig und regelmäßig aktiviert wird. Und dann wird sich das Neue mit der Zeit richtig und gut anfühlen. Unser Gehirn benötigt Wiederholungen und Zeit, dann kann es sich bis ins hohe Alter verändern und damit verändert sich auch unser Fühlen und Verhalten.

Auch wenn frühe Erfahrungen prägend sind, so besteht doch immer ein Handlungsspielraum, den es zu entdecken und zu nutzen gilt. Sie entscheiden, mit welchen Menschen Sie sich heute umgeben wollen und woher Sie Unterstützung und Ermutigung erfahren möchten für Ihre neuen Schritte. Sie können lernen, die kleinen

Erfolge wahrzunehmen und sich dafür zu belohnen. Sie dürfen sich auf die eigene Schulter klopfen. Es stimmt nicht, dass »Eigenlob stinkt«.

Selbstmitgefühl ist das Gegenteil einer – oft unbewussten – Selbstabwertung. Christopher Germer beschreibt es folgendermaßen: »Wenn wir in unserem Schmerz gefangen sind, ziehen wir auch gegen uns selbst in den Krieg. Der Körper schützt sich vor Gefahren durch Kampf, Flucht oder Erstarrung (Einfrieren), aber wenn wir emotional herausgefordert werden, bilden diese Reaktionen eine unheilige Dreifaltigkeit der Selbstkritik, Selbstisolation und Selbstbezogenheit. Eine heilsame Alternative besteht darin, eine neue Beziehung zu sich selbst aufzubauen, die die Psychologin Kristin Neff als ›Freundlichkeit gegenüber sich selbst, ein Gefühl von Verbundenheit mit dem Rest der Menschheit und gelassenes Gewahrsein‹ beschreibt. Das ist Selbstmitgefühl.«[93]

Stellen Sie sich vor, was mit einem Kind passiert, das sich durch einen Sturz verletzt hat und das daraufhin keinen Trost erfährt: Es bleibt mit seinem Schmerz alleine und leidet im Stillen. Dabei gibt es ein so einfaches Mittel der Beruhigung: Berührung, Anteilnahme und Trost. Wir können uns auch selbst auf diese wohltuende Weise begegnen. Dafür müssen wir zunächst wahrnehmen, dass der verletzte Teil in uns gerade Mitgefühl braucht, und es uns dann auch erlauben, dafür heute selbst Sorge zu tragen, auch und gerade wenn wir das früher nicht erlebt haben. Nichts tröstet uns mehr als ein wohlwollender freundlicher Umgang mit uns selbst.

Diejenigen, die das früh in ihrem Leben entbehren mussten, brauchen dafür die Hilfe eines freundlichen Begleiters, der Sicherheit vermittelt und sie so annimmt, wie sie sind. Das ist für manche sogar zunächst eher ein Tier als ein Mensch. Katzen und Hunde sind sicherlich am beliebtesten, Letztere werden sogar zu Therapiebegleitern ausgebildet, die auf veränderte Stimmungen beispielsweise mit Zuwendung reagieren. Mittlerweile gibt es aber auch Therapieerfahrung mit Schafen und Ziegen. Aber letztlich gilt: Das Tier, das Ihnen guttut, zählt.

Weil es in ihrer Kindheit Menschen waren, die verletzt und gedemütigt haben, entwickeln sich Rückzug und Misstrauen als

Überlebensschutz. Der Schmerz darüber, von dem auch Germer in dem obigen Zitat spricht, ist nicht selbstverschuldet. Die meisten Betroffenen wissen das aber nicht und geben sich deswegen selbst die Schuld an ihrem Schmerz. Mit Freundlichkeit und Wohlwollen gegenüber sich selbst beginnt Veränderung. Stellen Sie sich vor, Sie könnten zu sich sagen: »Wie traurig, dass du so etwas erleiden musstest; komm, lass dich mal in die Arme nehmen!«
Die buddhistische Meditation oder Haltung der Herzensgüte beinhaltet eine Hilfestellung für diesen freundlichen Zugang zu sich selbst. In ihr werden vier Wünsche formuliert, die wir uns immer wieder zusprechen können:

»Möge ich sicher sein,
möge ich gesund sein,
möge ich glücklich sein und
möge ich mit Leichtigkeit leben.«

Wie wäre es, sich morgens, in Anlehnung daran, auf eine ähnliche Weise zu begrüßen, indem man sich für drei Sekunden im Spiegel freundlich anlächelt, ein erstes erfrischendes Glas Wasser zu sich nimmt und dabei innerlich oder auch laut den Wunsch formuliert: »Mögest du heute etwas Gutes erleben und es auch wahrnehmen.«
Selbstmitgefühl entspricht unserem tiefsten Bedürfnis nach Verbundenheit und Zugehörigkeit. Das meint auch die Beziehung zu uns selbst. »Tief im Innern wünscht sich jedes Lebewesen, glücklich und frei von Leiden zu sein. Wir folgen diesem Instinkt, wenn wir an der Mutterbrust nuckeln, aus Einsamkeit weinen oder unser Geld sparen, um uns einen pinkfarbenen Cadillac zu kaufen. Alle unsere Handlungen und sogar das gute Gefühl, das wir haben, wenn wir anderen helfen, scheinen dem Wunsch zu entspringen, sich besser zu fühlen. Mit der Praxis des Selbstmitgefühls fügen wir also unserem Verhaltensrepertoire nichts Besonderes oder Neues hinzu, sondern schüren nur das Feuer unseres angeborenen Verlangens, sicher, glücklich und gesund zu sein und mit Leichtigkeit zu leben – allerdings auf eine viel gesündere Weise als durch die Jagd nach kurzlebigen Vergnügungen und Schmerzvermeidung um jeden Preis.«[94]

Die Neurowissenschaften konnten mittlerweile auch belegen, warum das so ist: Wenn wir uns verbunden fühlen, wird Oxytocin, unser Bindungshormon, ausgeschüttet. Es beruhigt unsere Stresssymptome und ist somit ein zentraler Gegenspieler zu allen Kampf-, Flucht- und Erstarrungstendenzen in unserem Leben. Das Leben bietet glücklicherweise zahlreiche Gelegenheiten, sich selbst gegenüber heute freundlich und liebevoll zu sein, auch wenn man solche Erfahrungen in seiner Kindheit entbehren musste. Man kann ein Tier ausgiebig streicheln und sich für es verantwortlich fühlen. Man kann den Wind auf der eigenen Haut bewusst spüren und daran immer mehr Gefallen finden. Und man kann lernen, sich beim Blick in den Spiegel anzulächeln. Sehr hilfreich sind außerdem alle Formen von Körpertherapie, bei denen Sie sich sicher und wohl fühlen. All das erfordert Mut, weil man sich diesen neuen Umgang mit sich selbst erlauben und damit die Gesetze der Vergangenheit außer Kraft setzen muss. Die neuen Schritte benötigen oft psychotherapeutische Begleitung.

Verbundenheit können wir auch mit uns selbst herstellen, indem wir uns **selbst berühren**. Das klingt zunächst eigenartig. Wenn Sie sich allerdings einmal genauer beobachten, werden Sie feststellen, dass Sie sich häufig unbewusst selbst berühren. Berührung beruhigt, tröstet, stellt Beziehung her. Mit Berührung wird jedes Baby bei seiner Geburt begrüßt. Es ist die ursprünglichste Weise der Beziehungsaufnahme und der Beruhigung: Der unruhige Säugling wird umhergetragen und gewiegt, er wird gestreichelt und gestillt. So wundert es nicht, dass das unser Bindungssystem via Oxytocin anregt. Und wohl auch deshalb nutzen wir die Selbstberührung intuitiv unser ganzes Leben lang. Selbst der ungeborene Fötus tut dies schon im Mutterleib. Denn: »Unterstützende Berührung spielt bei Bemühungen um Stressverringerung eine wichtige Rolle und kann zur Modellierung starker emotionaler Reaktionen wesentlich beitragen.«[95]

Interessanterweise beschäftigen sich Biologen, Psychoanalytiker und Kommunikationswissenschaftler seit über 200 Jahren damit, warum Menschen und Affen sich bis zu 800 Mal täglich ins eigene Gesicht fassen. Solche gesichtsbezogenen (facialen) Selbstberührungen treten besonders in psychischen Spannungszuständen wie Angst, Panik oder Unwohlsein auf. Normalerweise werden sie gar nicht oder nur zum Teil bewusst wahrgenommen. Erst vor wenigen Jahren konnten Wissenschaftler des sogenannten Haptik-Forschungslabors der Universität Leipzig nachweisen, dass sich bestimmte elektrische Aktivitäten des Gehirns durch die Selbstberührung verändern, die mit dem Erhalt von Arbeitsgedächtnisinhalten und dem emotionalen Zustand in Zusammenhang stehen. Berührten sich hingegen die Teilnehmer dieser Studie erst nach Aufforderung durch die Versuchsleiter, kam es zu keinen entsprechenden Änderungen der Hirnaktivität. Nur die spontan ausgeführten Berührungen des eigenen Gesichts führten zur seelischen Entlastung und besseren Informationsverarbeitung. Der Leiter des Haptik-Labors, Dr. Martin Grunwald, vermutet, dass diese Erkenntnisse zukünftig besonders für Psychotherapeuten wichtig werden könnten.

Grunwald fasst seine Erkenntnisse folgendermaßen zusammen: »So kann man doch heute schon mit einiger Sicherheit davon ausgehen, dass diese Form der Berührungen weder sinnfrei noch ohne Zweck erfolgen. Vielmehr scheint es so zu sein, dass wir mittels dieses regulativen Minimalwerkzeuges doch ganz erstaunliche Dinge in und mit uns organisieren können, ohne dass wir auf die berührende Unterstützung eines anderen Subjektes angewiesen sind. Das Tastsinnsystem ist vor diesem Hintergrund nicht nur ein probates Werkzeug im Umgang mit der Welt außerhalb unseres Körpers, sondern es stellt gleichzeitig Mittel zur Verfügung, damit das Körpersystem in nicht sozial unterstützten Belastungssituationen adäquat handlungsfähig bleibt.«[96] Dieses Berührungsexperiment zeigt eindrucksvoll, über welche innere Weisheit unser Organismus verfügt und wie diese unser Erleben verändern kann.

Dazu passt eine weitere Alltagserfahrung. Die meisten Menschen legen intuitiv und automatisch ihre Hand auf eine schmerzende Stelle am Körper. Eltern, die ihr Kind trösten, tun dies auch. Genau dieses Wissen wurde nun in einem Experiment am University College in London bestätigt. Bei einem künstlichen Schmerztest kam es durch Selbstberührung zu einer sofortigen Schmerzlinderung.

Selbstberührung erfüllt ganz offensichtlich unterschiedliche Zwecke, sie dient auf alle Fälle der Selbstberuhigung. Es macht deshalb viel Sinn, sie zu nutzen. Das können Sie erstens, indem Sie beobachten, auf welche Weise Sie sich schon heute in stressauslösenden Situationen berühren, und das dann ganz bewusst einsetzen. Zweitens können Sie unterschiedliche Formen der Selbstberührung bei sich erforschen: Was tut Ihnen besonders gut, was beruhigt und tröstet Sie? Und drittens können Sie bewusst immer wieder eine oder beide Hände auf die Mitte der Brust legen. Dieser Bereich ist in der östlichen Tradition der Sitz des mystischen Herzens, das uns in Kontakt mit uns selbst oder auch in Verbindung mit einer göttlichen Dimension bringen kann.

Schließlich ist der Bereich unter dem linken Schlüsselbein in der energetischen Psychologie in Anlehnung an die traditionelle chinesische Medizin derjenige der Selbstakzeptanz. Wird er berührt oder im Uhrzeigersinn gerieben, vermag er Selbstakzeptanz zu fördern. Dazu können passende Sätze formuliert oder eine Klopftechnik angewandt werden. Sehr eingängig und gut erklärt finden sich bei Michael Bohne Anleitungen hierzu.[97]

Auf eine weitere Weise kann man sich berühren und beruhigen, nämlich durch Singen. Das haben Sie sicherlich schon mal erlebt, wenn Sie Ihr Lieblingslied mitsingen oder -summen, ja sogar schon, wenn Sie innerlich nur daran denken. Manchmal führt das sogar zu einem Ohrwurm. Einfühlsame Eltern singen oder summen meist begleitet von rhythmischen Bewegungen ihre Kinder in den Schlaf. Man kann sich auch selbst auf diese Weise Gutes tun. Ich habe die Erfahrung gemacht, dass es hilfreich ist, mir im Bett, wenn der Schlaf nicht kommen will, ein Schlaflied »vorzustellen«. Das berührt und beruhigt mich auf unterschiedlichen Ebenen. Und das Einschlafen gelingt leichter.

Seien Sie also neugierig, experimentierfreudig und mutig beim Erkunden wohltuender Selbstberührung, es wird sich lohnen!

c. Grenzen setzen lernen

Die Wirklichkeit beginnt in deinem Kopf. Du schaffst sie jeden Tag aufs Neue. Wenn du ein Ziel mit jeder Faser deines Herzens anstrebst, hat das Schicksal gar keine andere Wahl, als es dich erreichen zu lassen. Denn du hast mehr Energie in dir, als du dir in deinen kühnsten Träumen vorstellen kannst.

THOMAS SAUTNER, FUCHSERDE

Stellen Sie sich vor, Sie sind mit Ihrem Auto unterwegs und plötzlich beginnt das Öllämpchen zu leuchten. Was werden Sie tun? Vermutlich wird keiner auf die Idee kommen, einen Kaugummi auf die blinkende Armatur zu kleben und in Ruhe weiterzufahren. Auch diejenigen, die von Autos wenig verstehen, wissen, dass sie entweder selbst Öl nachgießen müssen oder dafür eine Werkstatt aufsuchen sollten. Was beim Auto so klar ist, scheint für den eigenen Körper nicht zu gelten. Es erscheint vielmehr so, als gingen wir mit unseren Autos pfleglicher um als mit uns selbst. Anstatt unsere »Kontrolllämpchen« wie unterschiedlichste körperliche Beschwerden, Schmerzen, Erschöpfungszeichen und belastende Gefühle ernst zu nehmen und uns um sie zu kümmern, übergehen wir sie oft. Der hohe Gebrauch von Schmerzmitteln, Alkohol und anderen Suchtmitteln zeugt davon.

Beim Auto, um in diesem Bild zu bleiben, ist jedem unmittelbar einleuchtend, dass der Tank schneller leer ist, wenn man Vollgas fährt, und dass ein Motor bei maximaler Belastung eine kürzere Lebensdauer hat. Also werden die meisten die Geschwindigkeit begrenzen, um den Verbrauch zu reduzieren und die Lebensdauer zu verlängern. Auch werden sie ihrem Auto einen regelmäßigen Service gönnen und die Reifen der Jahreszeit entsprechend anpassen.

Übertragen wir das auf uns Menschen, so bedeutet das, pfleglicher mit uns umzugehen und Grenzen abzustecken. Es nicht allen recht zu machen und auch Nein sagen zu lernen, könnte ein Anfang sein. Das allerdings ist leichter gesagt als getan. Warum? Da ist zunächst die Macht der Gewohnheit, die oftmals aus frühen

Erfahrungen der Kindheit und Jugend resultiert. Immer wieder erzählen mir Patienten, wie sehr ein Elternteil oder beide darauf bestanden hätten, bloß nicht aufzufallen (»Was sollen die Nachbarn denken …«) und es anderen recht zu machen (»Sei schön artig bei Oma …«). Ja, es genügt sogar, ein derart »artiges« Verhalten bei den eigenen Eltern immer wieder beobachtet zu haben, um es dann als selbstverständlich zu übernehmen.

Dahinter steht wie so oft ein wichtiges Grundbedürfnis: die Sehnsucht nach Wertschätzung und Anerkennung, die ganz wesentlich mit unserem Bedürfnis nach Bindung und Zugehörigkeit korrespondiert. Nicht wenige Menschen verausgaben sich deswegen vollständig. Befragt nach dem Nutzen Ihres Handelns müssen sie oft feststellen, dass dieser trotz eines übermäßigen Einsatzes minimal ausfällt und dass insbesondere Wertschätzung und Anerkennung oft ausbleiben. Viele Konflikte am Arbeitsplatz haben damit etwas zu tun: Wie selbstverständlich leistet jemand einen hohen Einsatz und wird dann bei der nächsten Beförderung übersehen.

Dazu kommt bei vielen die Angst, andere zu enttäuschen. Was werden meine Freunde, mein Partner / meine Partnerin, meine Familie oder andere wichtige Menschen über mich denken, wenn ich heute Nein sage. Unsere Vorstellungen und Annahmen über die Welt und die anderen bestimmen oft unser Denken und Handeln. Deswegen stimmen sie allerdings noch lange nicht! Schon die Vorstellung über mögliche Konsequenzen reicht, um beim Alten zu bleiben. Es lohnt sich, sie auf ihren Wahrheitsgehalt zu überprüfen.

Die 31-jährige Frau F. erzählte im Rahmen der Gruppentherapie, dass es ihr kaum je gelungen sei, anderen Menschen einen Gefallen abzuschlagen. Auch an ihrem Arbeitsplatz habe sie aus dieser Haltung heraus fast täglich Überstunden absolviert, um von ihren Kollegen gemocht zu werden. Sie hatte sich darüber vollständig erschöpft. Nun berichtete sie, dass es ihr in der Klinik ähnlich erginge. Eigentlich hätte sie oftmals das Bedürfnis, sich auf ihr Zimmer zurückzuziehen, würde aber trotzdem stets den Wünschen der anderen nach gemeinsamen Unternehmungen folgen. Sie fürchtete, so gab sie auf Nachfragen zu, dass man sie nicht mögen oder gar ablehnen könne. Als wir sie dazu ermutigten, diese Annahme doch einmal zu überprüfen und in der Klinik probeweise einmal ihre Bedürfnisse nach Rückzug und Erholung ernst zu nehmen, berichtete sie in der darauffolgenden Stunde freudig und überrascht, dass sie dies mit einiger Anstrengung geschafft habe. Was sie allerdings kaum glauben wollte, war die wohlwollende Reaktion der anderen. Diese gaben ihr mehrfach zu verstehen, dass das völlig in Ordnung sei und man sich ja dann vielleicht zu einem späteren Zeitpunkt an einem anderen Tag treffen könne. Dies ermutigte sie im weiteren Verlauf, mehr auf ihre eigenen Bedürfnisse zu achten und vorsichtig Grenzen zu setzen. So bat sie schließlich ihre Mutter, mit der sie täglich telefoniert hatte, dies nur noch alle zwei Tage zu tun, woraufhin die Mutter mit viel Verständnis und Zustimmung reagierte.

Schließlich kann es selbstverständlich auch zu Enttäuschungen des Gegenübers kommen, wenn ich die eigenen Bedürfnisse ernst nehme und deswegen eine Grenze setze und Nein sage. Manch einem wird dann vielleicht deutlich, dass die anderen die eigene Gutmütigkeit und Aufopferungsbereitschaft immer nur ausgenutzt haben und dass es befreiend sein kann, sich aus einer solch einseitigen Beziehung zu lösen.

Herr M. berichtete, dass er über Jahre in seiner Freizeit und an Wochenenden wegen seines handwerklichen Geschickes von diversen Menschen immer wieder zur Mitarbeit beim Hausbau oder der Reparatur von Dingen gebeten worden war. In der Annahme, damit Freunde zu gewinnen, hatte er stets zugesagt. Als er dann krankheitsbedingt nicht mehr alle Anfragen bedienen konnte, erlebte er Unverständnis und Rückzug, kein einziger seiner vermeintlichen Freunde war nun seinerseits bereit, ihn zu unterstützen. Dies führte zunächst zu einer tiefen Krise und dann im Rahmen einer Psychotherapie zu einem schrittweisen Umdenken und Neugestalten seiner Beziehungen. Fortan achtete er viel genauer auf ein ausgeglichenes Geben und Nehmen. Herr M.

lernte, dass es nicht zum Beziehungsabbruch kommen muss, auch wenn sein Gegenüber zunächst enttäuscht ist.

Man kann der Enttäuschung anderer sogar etwas Positives abgewinnen, versteckt sich in ihr doch ein indirektes Kompliment. Wenn eine Freundin mit mir heute ausgehen möchte, ich aber absage, weil ich lieber einen Abend auf der Couch verbringen will oder einfach mal einen Abend für mich brauche, dann drückt ihre Enttäuschung eben auch aus, dass sie gerne mit **mir** etwas unternommen hätte. Und so ist es wichtig, sich klarzumachen, dass andere enttäuscht sein dürfen und ich gleichzeitig bei meinem Nein bleiben darf. Das ist nicht immer leicht, insbesondere dann, wenn sich an dieser Stelle das berühmte schlechte Gewissen zu Wort meldet. Dies allerdings, so werden wir im übernächsten Abschnitt sehen, kann sogar zum hilfreichen Begleiter werden und mich bei mutigen Schritten der Veränderung unterstützen.

Stoppsignale in Form von Grenzsetzungen und »Neins« können durchaus mit Enttäuschungen anderer einhergehen. Ja, sie lassen sich oftmals nicht vermeiden. Wer das dennoch versucht, versucht sich an der berühmten Quadratur des Kreises: Es allen recht zu machen und mir selbst auch. Hilfreicher ist es, Enttäuschungen als normale Begleiter der Wahrnehmung eigener Bedürfnisse anzuerkennen.

Grenzen kann ich auch ganz praktisch setzen, indem ich zum Beispiel Zeiten für mich festlege, in denen ich nicht erreichbar bin. Das bedeutet im digitalen Zeitalter eine sehr bewusste Entscheidung, eine bestimmte Zeitspanne offline zu sein: ohne Handy, E-Mails oder Textnachrichten. Dies erfordert Mut und Neugier. Denn es kann durchaus sein, dass ich dabei auch auf einen Teil in mir stoße, der mir gute Gegenargumente ins Ohr flüstert: »Du musst doch immer erreichbar sein. Was, wenn sich ausgerechnet jetzt jemand meldet. Es kann ja mal wirklich wichtig sein.« Die Liste der Argumente ist sicherlich beliebig verlängerbar.

Unbedeutend scheint ein solcher Schritt jedoch nicht, wenn inzwischen sogar einige deutsche Großkonzerne die Notwendigkeit von Offline-Zeiten entdeckt haben. So untersagen sie das Weiterleiten von E-Mails oder Anrufen ab einer bestimmten Zeit, weil mittlerweile klar ist, dass die permanente Erreichbarkeit unsere seelische Gesundheit erheblich gefährdet.

Mehr noch: »Das digitale Netz konditioniert uns: Gewöhnt an schnelle Reaktionszeiten, werden wir im realen Leben ungeduldig. Wartezeiten vor dem Computer erhöhen sofort den Blutdruck, beschleunigen den Puls und führen zur Ausschüttung von Stresshormonen.«[98] Multitasking führt erwiesenermaßen zu Konzentrationsstörungen und einer Verschlechterung der Leistungsfähigkeit, dem Gegenteil also von dem, was wir zu erreichen glauben, wenn wir möglichst viel auf einmal zu erledigen versuchen. Ja, es kann uns derart unzufrieden machen, dass es einen Nährboden für Ängste und Depressionen bildet.

Beim Thema Grenzsetzung kann auch das 80:20-Prinzip, das sogenannte Pareto-Optimum helfen.[99] Dieses besagt, dass wir in der Regel für die letzten 20 Prozent einer Aufgabe den gleichen Aufwand betreiben müssen wie für die 80 Prozent zuvor. Es lohnt sich also, genauer hinzugucken, wenn es darum geht, Aufgaben zu erledigen. Vor allem lohnt sich dabei ein Zwiegespräch mit den eigenen inneren Ansprüchen. Oft sind sie es, die uns zu Höchstleistungen treiben. Wenn ich vor einer Frühstückseinladung noch schnell die Wohnung auf Hochglanz bringe, dann ist das vielleicht gar nicht notwendig und nur meinem eigenen zu hohen Anspruch geschuldet. Der Besuch wird das kaum erwarten und die vermeintlich unordentlichen Ecken gar nicht wahrnehmen.

Es macht also Sinn, das eigene Handeln immer wieder einmal aus dieser 80-Prozent-Perspektive zu betrachten. Diese besagt übrigens auch, dass wir mit wesentlich weniger auskommen als gedacht. So spielen beispielsweise Kinder 80 Prozent ihrer Zeit mit nur 20 Prozent ihres Spielzeugs. Ähnliches gilt für die meisten Gebrauchsgegenstände unseres Alltags. Es kann entlastend und sogar befreiend sein, die bisherige innere Einstellung dazu zu hinterfragen. Vielleicht stellen Sie dann fest, dass Sie mit weniger zufrieden sein und bewusst auf weitere Steigerungen verzichten können.[100]

Grenzen zu setzen, kann also auch bedeuten, sich mit den 80 Prozent anzufreunden. Wer sich darauf wirklich einlässt und

Freundschaft mit dem Verzicht schließt, weil er oder sie bewusst Dinge sein lässt, kann entdecken, welcher Schatz darin verborgen sein kann. Dann verlieren Grenzsetzungen vielleicht einen weiteren Schrecken, weil ich feststelle, dass mein Gepäck leichter geworden ist und der weitere Weg damit auch.

d. Die Selbstberuhigungskompetenz stärken – Atem und Körper als Freunde und Begleiter

Unterstützt durch körperliche Ressourcen – alles, was sich schon im und mit dem Körper gut anfühlt – werden erste Möglichkeiten der Selbstberuhigung und Selbstregulation entdeckt.

ANNA WILLACH-HOLZAPFEL

Um frühe Verletzungen und Traumata zu überwinden, benötigen wir eine Balance zwischen Verstand und Gefühl, die uns die Erfahrung vermittelt, Einfluss auf unsere Gefühle, Körperreaktionen und eingefahrenen Muster zu haben. Wir müssen uns selbst beruhigen lernen, auch angesichts alter Wunden, die sich immer noch melden. Auch müssen wir lernen, uns in der Gegenwart zu verankern mit all ihren neuen Möglichkeiten von Lebendigsein. Der Verstand alleine schafft das nicht, dazu brauchen wir unseren Körper. Oft weiß er intuitiv, was uns guttun würde, wenn wir zum Beispiel nach längerem Sitzen Bewegungsimpulse spüren oder wenn uns danach ist, frische Luft zu schnappen. Aber dann passt es vielleicht gerade nicht oder wir trauen uns aus anderen Gründen nicht, diesen Impulsen zu folgen. Kindern gelingt das viel selbstverständlicher und leichter als uns Erwachsenen. Nutzen Sie deshalb jede Möglichkeit, mit Kindern herumzutoben, und probieren Sie Bewegungsangebote aus, die den Körper einbeziehen. Achten Sie bei Gruppenangeboten darauf, dass Sie sich ausreichend sicher fühlen.

Der Sozialarbeiter, Massagetherapeut und bioenergetische Analytiker Dr. David Berceli arbeitet seit Jahren mit großen Gruppen von Menschen, die Kriegstraumata, Naturkatastrophen oder politische Gewalt erlebt haben. Er postuliert vehement die Einbeziehung körperorientierter Erholungstechniken, in dem man sich zunutze macht, was ein ungestörter sich selbst regulierender Organismus intuitiv bei Anspannung tut: nämlich **unwillkürlich zu zittern**. So entlastet sich der Körper von der Anspannung, die naturgemäß bei Traumata entsteht. Das bedeutet erstens, sich und dem Körper unwillkürliches Zittern zu erlauben, wenn es geschieht, und es keinesfalls zu unterdrücken. Unser Körper weiß, was er tut. Und zweitens unter Umständen solches Zittern nach Stresserlebnissen auch aktiv herbeizuführen, um damit die aufgestaute Energie loszuwerden. Im Rahmen traumatischer Stresssituationen sollte dies zunächst in einem geschützten therapeutischen Kontext passieren.

Typischerweise wird nämlich bei Stress die Streckmuskulatur gehemmt, damit die Beugemuskulatur sich kontrahieren kann, um damit den Körper wie in der Embryonalhaltung zu schützen.[101] Die Lösung solcher Verkrampfungen geschieht vermutlich am einfachsten über Körperzuckungen und Zittern. Sollten Sie im Rahmen einer Wiederannäherung an alte Verletzungen und Traumata solches Zittern erleben, dann heißen Sie es willkommen und unterdrücken Sie es nicht. Es ist Teil eines Selbstheilungsprozesses.

Durch Traumata wird die Inselregion im Gehirn vermehrt aktiviert. Sie liegt geschützt im Inneren der Großhirnrinde und erhält Informationen aus unserem Körper, vor allem von den inneren Organen, den Muskeln, Gelenken und der Gleichgewichtsempfindung. Dies führt bei traumatisierten Menschen dazu, dass bereits leichtes Unwohlsein, Nervosität und Körperspannungen vom Gehirn (vor allem über die Inselregion) als Gefahr verstanden und sofort zur Alarmzentrale, der Amygdala, weitergeleitet werden. Allein durch gutes Zureden seitens des Verstandes lässt sich dieses Beunruhigtsein meist nicht auflösen. Im Gegenteil: Wer sich durch unverständliche und unerklärliche Körperempfindungen bedrängt fühlt und dies mit dem Kopf lösen möchte, kreist entweder dauerhaft gedanklich um vermeintliche Krankheiten des Körpers oder es führt im Laufe der Zeit – und auch hier zeigen sich in aller Regel die Erfahrungen der frühen Kindheit – zu einer Gefühlsabflachung oder besser einem Nichtfühlen. Man kann das mit einer Schutzhülle vergleichen, die möglichst wenig durchlässt. In der Psychologie wird das Alexithymie genannt, einer Art Lese- und Rechtschreibschwäche für Gefühle vergleichbar. Deswegen brauchen wir zur Verbesserung und Heilung von Traumasymptomen die Einbeziehung unseres Körpers: »Nur durch Kontaktaufnahme zum eigenen Körper, durch die Herstellung einer viszeralen Verbindung zu uns selbst, können wir das Gefühl dafür, wer wir sind, welche Prioritäten wir haben und welche Werte uns am Herzen liegen, wiederherstellen […] Traumata geben Menschen das Gefühl, entweder *jemand anders (some body else)* oder *niemand (no body)* zu sein. Um ein Trauma überwinden zu können, brauchen wir Hilfe bei dem Bemühen, den Kontakt *zu unserem Körper*, und damit *zu uns selbst*, wiederherzustellen [Hervorhebung im Original].«[102]

Schauen wir zunächst dorthin, wo jeder für sich beginnen kann. Im Rahmen der Achtsamkeitspraxis gibt es eine sehr wichtige Übung, die sehr gut hierher passt. Unsere rechte Gehirnhälfte ist unter anderem zuständig für die visuell räumliche Wahrnehmung, sie ist auch zuständig für die Wahrnehmung des Körpers als Ganzes. Wenn wir diese zu aktivieren lernen, können wir dem unermüdlichen »Geplapper« der linken Gehirnhälfte etwas entgegensetzen. Das trägt zur Beruhigung bei. Auch wird der in der rechten Gehirnhälfte abgespeicherte »Traumaballast« dadurch »überschrieben«. Dies geschieht nun in besonderer Weise, wenn wir wie durch ein Weitwinkelobjektiv **den Körper als Ganzes wahrnehmen** lernen. Dabei nehmen wir eine Beobachterposition uns selbst gegenüber ein, wobei auch die eben erwähnte Inselregion aktiviert und neu justiert wird, so dass im Laufe der Zeit nicht mehr Gefahrenmeldungen, sondern Entwarnungen von ihr ausgehen können.

Es geht darum, möglichst häufig auf einen Gesamteindruck unseres Körpers zu fokussieren, uns sozusagen von Kopf bis Fuß zu betrachten. Nicht, wie es im Alltag schnell geschieht, einzelne Bereiche durchs Teleobjektiv unserer Aufmerksamkeit zu vergrößern, sondern möglichst viel von uns auf einmal mitzubekommen wie durch das besagte Weitwinkelobjektiv. Dabei kann beispielsweise unser Atem helfen, indem wir möglichst gleichzeitig wahrnehmen, wie er sich in Nase, Hals, Brust und Bauch entfaltet. Rick Hanson weist darauf hin, dass dieses ganzheitliche Spüren in der Regel nach ein bis zwei Sekunden wieder verschwindet. Wir können allerdings lernen, immer wieder dahin zurückzukehren.[103] Wenn unser Geist entschleunigt, ist das wie eine kleine Entrümpelungsaktion. Sie befreit und schafft Platz für Neues. Bert Brecht hat dies in einen wunderbaren Vierzeiler aus den Buckower Elegien gekleidet:

Geh ich zeitig in die Leere,
komm ich aus der Leere voll,
wenn ich mit dem Nichts verkehre,
weiß ich wieder was ich soll.[104]

Solche wohltuenden Leere-Erfahrungen sind mit der Fokussierung auf unseren Körper als Gesamtheit möglich. Jahrtausendealte Weisheitsschulen vor allem der östlichen Welt können sich nicht irren, wenn sie unseren Atem als wichtigstes Instrument der Selbstberuhigung und Entspannung nennen. Die neuere Stressforschung und Neurobiologie belegen dies. Vermutlich werden Sie schon einmal etwas vom autonomen Nervensystem gehört haben, das eben autonom, also selbständig arbeitet und nicht direkt steuerbar ist und uns tagaus, tagein begleitet. Es teilt sich auf in einen Teil, der uns aktiviert, aber auch für die notwendigen Stressantworten des Lebens zuständig ist, der Sympathikus. Sein Gegenspieler, der sogenannte Parasympathikus, sorgt für Entspannung, Ruhe, Nahrungsaufnahme und Fortpflanzung. Über die gesamte Geschichte der Menschheit haben sie wie Gaspedal und Bremse gegenläufig, aber dabei dennoch zusammengearbeitet.

So wenig es funktioniert, beim Autofahren beide gleichzeitig zu bedienen, so wenig funktioniert beispielsweise auch die Nahrungsaufnahme, wenn wir gerade aus einer brenzligen Situation fliehen. Erst wenn wir uns wieder in Sicherheit befinden, beruhigt sich unser Sympathikus und mit ihm Herzschlag, Atmung, Schwitzen und muskuläre Anspannung. Das passiert am schnellsten in Anwesenheit anderer Menschen, die uns helfen und uns unterstützen.

Das konnte Steven Porges in seiner Polyvagal-Theorie nachweisen. Polyvagal bedeutet, dass der Vagusnerv, der den Parasympathikus darstellt, aus zwei Teilen besteht, einem entwicklungsgeschichtlich älteren und einem jüngeren. Der jüngere Teil ist für die Beruhigung über **sichere Beziehungen** zuständig. Das geschieht über eine beruhigende Stimme, eine liebevolle Berührung, einen wohlwollenden, unterstützenden Blick. Wir reagieren darauf in Sekundenschnelle mit Entspannung und Wohlgefühl. Die Atmung wird tiefer, der Herzschlag verlangsamt sich, das Bauchgefühl stimmt zu.

Nun kann es passieren, dass nicht immer die geeigneten Personen in unserer Nähe sind, wenn gerade einmal wieder Chaos und Stress über uns hereinbrechen. Dann können wir selbst lernen, unseren Parasympathikus zu aktivieren.

Die **vertiefte Bauchatmung**, die sogenannte Zwerchfellatmung, ist dabei ein erster wichtiger Begleiter. Sie können sie unmittelbar erleben, wenn Sie eine Hand auf den Bauch legen. Hebt und senkt sich diese mit jedem Atemzug, aktivieren Sie Ihren Parasympathikus. Eine **verlängerte Ausatmung** verstärkt den Effekt. Gleiches geschieht beim Yoga, wenn Sie in die jeweils eingenommene Haltung hineinatmen. Sie merken vielleicht schon, es ist nützlich, dies möglichst häufig zu praktizieren, um in Krisensituationen leichter darauf zurückgreifen zu können, ähnlich einem Fußballspieler, der im Training immer wieder Elfmeterschießen übt, um im entscheidenden Spiel erfolgreich zu sein.

Ein weiteres einfaches Mittel mit parasympathischer Wirkung ist das **Aktivieren Ihrer Lippen**. Schon die Berührung wirkt beruhigend, da unsere Lippen reich an parasympathischen Fasern sind.[105] Wenn Sie die Lippen nun mit dem Ausatmen zum Schwingen bringen, so als ob Sie einem Kind ein Motorengeräusch vormachten, stimulieren Sie Ihr parasympathisches Nervensystem und tragen zur eigenen Beruhigung bei. Säuglinge beruhigen sich beim Stillen, wir alle entspannen uns bis heute häufig beim Essen. Auch hier spielen die Lippen eine Rolle. Diese Lippenübung wird auch beim Einsingen oder in Stimm- und Sprecherziehung genutzt, vermutlich auch, weil sich aus der Entspannung besser eine neue Spannung aufbauen lässt.

Unser Herz schlägt zwar regelmäßig, aber nicht so gleichmäßig wie eine Maschine. Der Herzschlag beschleunigt sich leicht bei der Einatmung und verlangsamt sich beim Ausatmen, weil beim Einatmen der Sympathikus und beim Ausatmen der Parasympathikus aktiviert werden. Diese leichte Unregelmäßigkeit nennt man Herzfrequenzvariabilität (HRF). Sie ist ein Maß für den Grad unserer Entspannung sowie für unsere Stresstoleranz. Interessant ist nun, dass sie sich nutzbringend beeinflussen lässt. Rick Hanson, der berühmte Neuropsychologe und Meditationslehrer, beschreibt dafür folgende Übung:

1. Atmen Sie so, dass Ihre Einatmung und Ihre Ausatmung gleich lang sind. Das gelingt zum Beispiel durch ein für Sie angenehmes Zählen der Atemzüge beim Einatmen (1, 2, 3 …) und beim Ausatmen (1, 2, 3 …).
2. Stellen Sie sich dabei gleichzeitig vor, dass Sie durch den Bereich Ihres Herzens ein- und ausatmen.
3. Rufen Sie sich, während Sie gleichmäßig durch Ihr Herz atmen, eine angenehme tiefempfundene Emotion wie Dankbarkeit, Güte oder Liebe ins Bewusstsein – vielleicht, indem Sie an eine glückliche Zeit denken, an das Zusammensein mit Ihren Kindern, an Dankbarkeit für die guten Dinge in Ihrem Leben oder an ein Haustier. Sie können sich auch vorstellen, dass dieses Gefühl als ein Teil Ihres Atems durch Ihr Herz strömt.

Probieren Sie dies für einige Minuten oder länger – Sie werden wahrscheinlich ziemlich beeindruckt von dem Ergebnis sein.[106]

Eine weitere Übung nutzt das **Überkreuzen unserer Extremitäten in Verbindung mit der Atmung.** Schlagen Sie Ihre ausgestreckten Beine so übereinander, wie Sie das natürlicherweise tun. Wenn Sie das rechte Bein über das linke legen, tun Sie das Umgekehrte mit Ihren Armen. Falten Sie dabei die Hände wie zum Gebet und wenn möglich, drehen Sie diese nach innen zum Körper. Atmen Sie dann durch die Nase ein und durch den Mund wieder aus. Legen Sie gleichzeitig mit der Einatmung Ihre Zunge an die Gaumenspitze, der höchsten Stelle in der Mundhöhle, und lassen Sie diese beim Ausatmen wieder los. Schließlich können Sie sich hierzu noch eine alte Apothekerwaage vor Ihrem inneren Auge vorstellen, die im Gleichgewicht ist oder/und dabei das Wort Balance denken und fühlen.[107] Auch dies entspannt und aktiviert den Parasympathikus.

Ferner möchte ich für ganz einfache, ursprüngliche und doch oft vernachlässigte Körpererfahrungen werben, die jedem zur Verfügung stehen: **Barfuß gehen**, möglichst in der Natur. Richten Sie dabei Ihre Aufmerksamkeit auf das Spüren: Wie fühlt sich ein Holzboden gegenüber einem Teppich, einer Wiese, einem Kiesweg an? Was geschieht in meinem Körper, wenn ich darauf achte? Macht es einen Unterschied, ob ich drinnen oder draußen, auf einem ebenen oder unebenen Untergrund unterwegs bin? Barfußpfade bieten mancherorts die Möglichkeit zu solchen Sinneserfahrungen.

Glücklicherweise verfügen wir an unserer Klinik über einen solchen Barfußpfad. Immer wieder berichten Patienten, dass sie das Barfußgehen beruhigt, dass sie durch diese unscheinbare Körpererfahrung wieder mehr bei sich selbst ankommen. Dass der Körperkontakt sie erdet und Anspannung oftmals wie in den Boden abfließt. Genau das können wir uns beim Gehen vorstellen: »Mit jedem Schritt gebe ich meine Anspannung an den Boden, an die Erde ab.« Dies ist ein schönes Beispiel für das Miteinander von Körper (Barfußgehen) und Geist (unterstützende Affirmation). Nicht nur unser Geist via Gehirn (Vorstellungsbilder in Verbindung mit unterstützenden Sätzen) hilft uns bei Veränderungsprozessen, genauso wichtig ist der umgekehrte Weg. Körperempfindungen und -erfahrungen helfen unserem Gehirn bei der Selbstberuhigung und beim Erleben von Veränderungsmöglichkeiten und verändern damit das Gehirn selbst!

Peter Levine, der bekannte Traumaforscher und Körperpsychotherapeut, hat sich viel mit den bereits erwähnten Bottom-up-Erfahrungen, also der Einflussnahme und Veränderung unserer Emotionen und Grundüberzeugungen über den Körper, beschäftigt. Er schlägt dafür unter anderem eine sehr einfache und dennoch sehr effektive Übung vor: **Den eigenen Körper abzuklopfen** und zu benennen, um welchen Körperteil es sich dabei gerade handelt, und die Empfindungen dabei zuzulassen und zu beobachten. Man kann dafür auch einen Duschkopf einsetzen und jeweils laut aussprechen, welcher Körperstelle man sich mit ihm gerade zuwendet. Man beginnt am besten mit einer Stelle und spricht dabei folgende Worte: »Das ist meine rechte Hand und sie gehört zu mir.« Auf diese Weise kann man durch seinen Körper »wandern« und ihn dabei wieder in Besitz nehmen. Ich darf dabei auch konkreter werden: »Das ist mein Wadenmuskel; er unterstützt mich dabei, meine Stellung zu behaupten; er hilft mir, schnell zu rennen.«[108]

Weiterhin hilft es sehr, immer wieder nach »Inseln des Wohlgefühls« in uns Ausschau zu halten. Welcher Bereich, welcher Muskel, welcher Zeh fühlt sich gerade gut und sicher an? Egal wie klein diese Stelle im Moment sein sollte, richten Sie Ihre Aufmerksamkeit für eine Weile bewusst dorthin und unterstützen Sie das Wohlgefühl, indem Sie wechselseitig beide Körperhälften (nicht die Wohlfühlbereiche, sondern zum Beispiel die Oberschenkel oder die Schultern) beklopfen. Damit lässt sich ein gutes Gefühl verstärken und vertiefen. Und genau darum geht es bei diesen Übungen: Im tosenden Meer der Gefühle und Gedanken über sich selbst immer wieder eine Insel zu finden, die zum Ausruhen einlädt. Und sei es nur für eine halbe Minute.

Den Atem und unseren ganzen Körper mit einzubeziehen, ist notwendig, wenn wir alte Belastungen und Traumata ablegen wollen. Der Körper trägt einen Großteil der Lebenslast, oft haben wir das noch gar nicht oder nur indirekt bemerkt und noch keinen Zusammenhang zwischen früheren Erfahrungen und heutigen Körperbeschwerden hergestellt. Deswegen müssen wir unseren Körper auch in den Heilungsprozess mit einbeziehen. Er hilft uns, bei uns selbst anzukommen, vom Fremdheitserleben, wie es so typisch für seelische Verletzungen ist, zum Selbsterleben zu gelangen. Und er trägt dazu bei, aus der Vergangenheit aufzutauchen und in der Gegenwart zu landen, um schließlich über die eigene Zukunft wirklich eigenmächtig zu verfügen.[109] Exemplarisch stehen die hier beschriebenen Übungen dafür. Sie alle helfen dabei, immer wieder ins sogenannte Toleranzfenster (Daniel Siegel) zu kommen, also weder über- noch untererregt zu sein – beides verhindert neues Lernen. Selbstverständlich gibt es viele weitere Übungen, zum Glück! Neulich las ich in dem Magazin *chrismon*[110] über die verheerende Nachkriegssituation in Kolumbien nach über fünfzig Jahren gewaltsamem Bürgerkrieg. Ein junger Hip-Hopper erzählt dort, dass er mit Jugendlichen Hochbeete anlegt, ein jedes in Gedenken an einen erschossenen Jugendlichen, bevor er mit ihnen singt und gemeinsam schweigt. Und er formuliert seinen Ansatz, der unter den jungen Menschen sehr angenommen wird, folgendermaßen: »Wir brauchen keinen runden Tisch. Wir müssen die Geschichte unseres Volkes durch unsere Körper spüren.« Er bringt damit zum Ausdruck, was moderne traumatherapeutische Ansätze in den vergangenen Jahren lehren und einfordern. Dafür braucht es Zeit, Raum und Mut zum Hinschauen und Aushalten, wie das Zitat zu Beginn des Kapitels deutlich macht.

Schließlich möchte ich Sie dazu anregen, körperorientierte Verfahren daraufhin zu untersuchen, ob sie zu Ihrer eigenen Beruhigung beitragen. Aus dem Yoga ist mir zum Beispiel bekannt, dass alle aus dem Schulterstand abgeleiteten Übungen den Parasympathikus anregen und somit der Beruhigung dienen. Hierbei kommt es nicht auf die perfekte Körperhaltung an, sondern vielmehr auf eigene, zu mir passende Wege. Das können auch sogenannte »passive Haltungen« sein, die selbst von Menschen mit körperlichen Einschränkungen gut eingenommen werden können. Passiv bedeutet hier, dass man selbst keine Haltearbeit leisten muss, sondern durch Hilfsmittel gehalten wird.

Mittlerweile gibt es erste Hinweise dafür, dass Yoga das wichtige Selbstsystem im Bereich der Inselregion und im Präfrontalkortex stärkt und dadurch hilft, Körperempfindungen neu wahrzunehmen. Dies führt zu weitreichenden Veränderungen von Gehirn, Körper und Verstand und unterstützt dadurch Heilungsprozesse. Erst wenn wir Körperempfindungen in der Gegenwart registrieren, können wir erkennen, dass hiervon keine Gefahr mehr ausgeht und gleichzeitig die darin gefangenen Gefühle wahrnehmen. Wenn diese »freigelassen« werden, ist dies zwar oft schmerzhaft, gleichzeitig wird allerdings etwas »ganz«, was bis dahin getrennt, dissoziiert war. Immer wenn Trennung aufgehoben wird, kann Heilung geschehen.[111] Unterstützt durch den »inneren Beobachter« verankert und vertieft sich das Erlebte.

e. Das schlechte Gewissen als guter Ratgeber

> *Lass nicht zu, dass Schuldgefühle dein Herz erobern, denn Schuldgefühle sind eine Krankheit, wie Krebs, und sie werden an dir nagen, bis nichts mehr von dir da ist.*
>
> MICHELLE COHEN CORASANTI

Jeder kennt es und jeder möchte es loswerden: das schlechte Gewissen. Warum also soll man sich näher damit beschäftigen und den ungeliebten Eindringling auch noch als Ratgeber einsetzen?

Bevor wir uns damit beschäftigen, möchte ich zunächst darauf eingehen, wie das sogenannte schlechte Gewissen entsteht und wieso es bei vielen Menschen einen so bedeutungsvollen inneren Platz oft über Jahrzehnte hinweg beibehält.

Die Gewissensbildung ist ein vielschichtiger und komplexer Prozess. Sie hat viel mit den Vorbildern zu tun, die insbesondere unsere frühe Entwicklung prägen. Gewissen entwickelt sich immer auch an Moralvorstellungen und an dem, was von uns erwartet wird, was wir **sollen**. Die Psychoanalyse in der Tradition Freuds bezeichnet diesen Teil als Über-Ich-Bildung. Jeder von uns durchläuft sie, sie ist nicht zu vermeiden, vielmehr ist sie Bestandteil einer normalen Persönlichkeitsentwicklung. Wenn ein Kind sich an notwendige Regeln und Grenzen hält, so erhält es hierfür in einer zuverlässigen Erziehung wohlwollende Rückmeldung und Unterstützung, an ihr kann es reifen. Es geht auch nicht darum, sich über ein schlechtes Gewissen hinwegzusetzen, wenn ich beispielsweise eine andere Person verletzt oder gedemütigt habe. Um diese Form der Gewissensbildung als eine Verinnerlichung von in der Regel hilfreichen, nützlichen und das Zusammenleben regelnden Übereinkünften geht es in diesem Kapitel also nicht.

Was meine ich dann? Es geht um einen Verinnerlichungsprozess, der der eigenen Entwicklung im Wege steht, sie auf bestimmte Weise behindert, blockiert und sie mitunter sogar hemmt. Es geht darum, einem »inneren Kritiker«, mit dem wir uns nun etwas genauer beschäftigen werden, auf eine neue Art zu begegnen. Er ist dafür verantwortlich, dass wir uns ungenügend und wertlos fühlen, indem er uns vorhält, zu wenig zu leisten. Für ihn ist es nie genug. Er schafft es, uns immer wieder zur Selbstaufopferung anzutreiben und die eigenen Grenzen dabei zu missachten.

In der Absicht, den eigenen Wert aufzubessern, sich das Selbstwertgefühl mühsam zu verdienen, müht man sich immer wieder ab, in der Regel ähnlich erfolglos wie beim Hase-und-Igel-Spiel: Kaum hat man eine Aufgabe erledigt oder ein Ziel erreicht, ist der »innere Kritiker« schon dort und senkt seinen Daumen.

Wie kann es dazu kommen? Welche Auswege bieten sich an?

Im Kapitel über Bindung haben wir uns bereits damit beschäftigt, wie überlebenswichtig die Erfahrung von Verbundenheit und Sicherheit für die Entwicklung eines Säuglings und Kleinkindes ist. Ein Kind wird also alles dafür tun, selbst wenn Mutter oder Vater ihrerseits kaum dazu beitragen. Schon der Säugling passt sich feinfühlig an seine Umgebung an. Er versucht, den Erwartungen seiner Umgebung zu entsprechen, um möglichst viel Zuneigung zu erhalten. Hört ein Kind in seiner Entwicklung zum Beispiel immer wieder Vorwürfe wie »du bist schuld, dass wir heiraten mussten«, so wird es bewusst oder unbewusst alles dafür tun, diese Schuld abzutragen. Dies geht am besten, wenn es sich angepasst, unterwürfig oder die Eltern seinerseits umsorgend verhält. Ein strenger Blick kann dann oft schon genügen, eigene Bedürfnisse hintanzustellen.

Ein weiterer Entstehungshintergrund eines dominanten schlechten Gewissens kann im Vorbild der Erziehungspersonen liegen, die sich ihrerseits wertlos und schlecht fühlen. Dies kann durch eine Depression eines Elternteils passieren, die häufig zu Gefühlen von Wertlosigkeit und Selbstzweifel führt. Aber auch wenn ein Partner den anderen permanent herabwürdigt, kann dies dazu führen, dass sich der abgewertete Partner irgendwann tatsächlich wertlos und als Opfer fühlt. Leider überträgt sich ein solches Muster nicht selten auch auf die Kinder, die in dieser Atmosphäre aufwachsen. Hierfür sind unter anderem die Spiegelneuronen zuständig. Sie sorgen dafür, dass wir wahrnehmen und fühlen können, was ein anderer Mensch fühlt. Das Kind, das seiner Mutter oder seinem Vater nahe sein möchte, übernimmt damit auch deren/dessen unbewusstes Erleben und Erleiden.

Je ablehnender und destruktiver die äußeren Bezugspersonen sind, desto höher ist der Stresspegel für das Kind, mit der Folge, dass dann über Notfallmechanismen inneres Erleben abgespalten, dissoziiert wird. Das hat vielfältige Folgen. Es können sich ausgeprägte Fluchtmechanismen aus den wichtigen Lebensbezügen entwickeln, die ein Beziehungs- und Arbeitsleben dann im Erwachsenenalter erschweren. Der eigene Körper kann einem fremd werden, manchmal so, dass man ihn phasenweise nicht mehr spürt. Dies ist häufig ein Grund für Selbstverletzung. Aggressive Gefühle können sich auch gegen andere richten. All das führt in der Regel zu viel Leid, zu Einsamkeit bis hin zu Selbstmordgedanken.

All diese Gefühle, Verhaltensweisen, Muster, Schemata oder wie auch immer sie von unterschiedlichen psychotherapeutischen Schulen beschrieben werden, sind jedoch unbewusste Anpassungsleistungen. Sie dienten dem Überleben in einer schwierigen, mitunter widrigen Umwelt. Sie waren sozusagen die normale Antwort auf abnormale Umgebungsbedingungen. Diese Sichtweise ist mir besonders wichtig, weil sie im Umgang mit diesen Verhaltensweisen in der Gegenwart eines voranstellt: Es hat zu einer bestimmten Zeit einmal viel Sinn gemacht. Deswegen schlage ich vor, sich zunächst dafür bei sich selbst zu bedanken. So, wie man sich bei jemandem bedanken würde, der einem aus einer schwierigen Situation herausgeholfen, vielleicht sogar das Leben gerettet hat.

Hier werden vermutlich die meisten stutzen oder laut widersprechen. Warum soll ich mich für das, was mich derart quält, heute auch noch bedanken? Warum soll ich mich überhaupt dahin wenden, wohin ich gar nicht blicken möchte? Schlimm genug, dass es ein Teil meines Lebens war, noch schlimmer, dass es heute immer noch so ist. Veränderung beginnt bei der Annahme von dem, was ist. Sie wird um vieles einfacher und leichter, wenn dies wohlwollend und freundlich (Selbstmitgefühl) geschieht, auch wenn es immer noch schwer genug bleibt!

Folgen wir der hier beschriebenen inneren Logik, dann spricht alles dafür, diese Verhaltensweisen, Gefühle, Einstellungen und Glaubenssätze im Dienste des Überlebens zu sehen. Schon dieser Blickwinkel kann ausreichen, um einen kleinen Unterschied zu machen. Vielleicht muss dann nicht mehr mit aller Macht innerlich auf etwas eingeprügelt werden, das dadurch auch nicht verschwindet. Schon die Wortwahl ist gewalttätig, sie knüpft am Erlebten an und setzt es fort. Vielmehr kann vorsichtig und behutsam Verständnis wachsen, schließlich vielleicht sogar Wohlwollen und innere Kooperation.

Kommen wir nun noch einmal auf das schlechte Gewissen zurück und auf die Frage seines Nutzens. Wenn es sich bisher immer zuverlässig dort gemeldet hat, wo ich vermeintlich noch nicht genug getan habe, mich für ein bisschen Anerkennung bis zum Umfallen abrackerte oder darauf hoffte, mit einem Hauch von Wertschätzung die Löcher meines Selbstwertgefäßes zu stopfen, so könnte es nun Sinn machen, dem auf eine neue Weise zu begegnen. Das schlechte Gewissen könnte mich fortan darauf hinweisen, dieses bisherige Muster infrage zu stellen und neu zu bewerten. Wie nützlich ist es heute, es meiner Umgebung immer recht machen zu wollen? Das würde heißen, dem »inneren Kritiker« widersprechen zu lernen und ihn in einem weiteren Prozess zu einem Verbündeten zu machen, der hilft, dass ich auf meine Grenzen achte.

Eine Patientin berichtete, dass sie für das jährliche Dorffest stets fünf Torten backte. Sie stand hierfür mindestens zwei Tage in der Küche, nahm sich extra Urlaub und verbrachte auch noch das Wochenende am Verkaufsstand des Sportvereins. Sie hoffte, so wurde ihr im Rahmen der Psychotherapie deutlich, stets auf ein bisschen Anerkennung der anderen Dorffrauen. Meist blieb diese aus. Als sie sich dann entschloss, für das nächste Dorffest nur noch eine Torte zu backen, hagelte es Enttäuschung, ja sogar Kritik.»Wie kannst du uns so im Stich lassen?« Sofort meldete sich ihr schlechtes Gewissen. Sie hatte allerdings bis zu diesem Zeitpunkt bereits gelernt, dass das Abarbeiten der »Gewissensbisse« dem inneren Wachstum nicht dienlich war. Vielmehr erkannte sie darin die bis zum heutigen Tage wirksamen Botschaften ihrer Mutter, ja nicht faul zu sein, was sollten sonst die anderen denken. So entschloss sie sich bewusst, sich ihrem schlechten Gewissen zu widersetzen und auch die Enttäuschung der anderen in Kauf zu nehmen. Dies fühlte sich zunächst eigenartig an. Einige Wochen später berichtete sie dann, dass ihr zwei Vereinsfrauen gestanden hätten, sie für ihren Mut, kürzerzutreten, zu bewundern.

Diese typische Erfahrung aus einer Psychotherapie weist auf etwas Wesentliches hin. Wer beginnt, die eigenen Grenzen ernster zu nehmen und abzustecken, wer versucht, auch einmal Nein zu sagen, der hat nicht selten mit Enttäuschung und Ablehnung anderer zu rechnen. Dies liegt vor allen Dingen daran, dass wir uns schnell an Dinge gewöhnen, vor allem wenn sie für uns bequem sind. Ändert jemand etwas daran, was unseren bisherigen Spielraum verändert, so führt dies nicht selten zum Widerspruch. Damit ist also zu rechnen, es ist menschlich und zu einem Teil normal. Manchmal wird ein offenes Gespräch, in dem man sich erklärt und um Verständnis wirbt, die Situation entspannen. Manchmal allerdings wird es notwendig sein, die Enttäuschung und das Unverständnis der anderen auszuhalten. Deswegen sollten solche Veränderungsschritte behutsam und in kleinen Portionen erfolgen.

Und noch etwas ist aus neurobiologischer Sicht wichtig: Dass man fast automatisch bekannte Verhaltensweisen und Muster wieder aufsucht, hat viel mit dem Aufbau und der Funktionsweise unseres Gehirns zu tun. Was wir früh gelernt haben, ist nicht nur fest verankert und deswegen viel leichter abrufbar, weil automatisiert, nein, es fühlt sich darüber hinaus auch auf eine eigenartige Weise gut an. Das hat damit zu tun, dass unser Gehirn Bekanntes über das Belohnungssystem mithilfe des Botenstoffes Dopamin beantwortet. Vereinfacht gesagt, funktioniert es etwa folgendermaßen: Das kenne ich gut, das fühlt sich vertraut an, da bin ich zu Hause. Wer also an diesen Verhaltensweisen etwas ändert, sollte wissen, dass es ohne ein ungutes Gefühl und eben häufig auch ohne ein schlechtes Gewissen gar nicht geht. Wenn dies allerdings so ist, dann könnten Sie in Zukunft Ihr schlechtes Gewissen als guten Ratgeber begrüßen, der Sie darauf hinweist, dass Sie gerade dabei sind, etwas für sich zu tun. Die Hoffnung vieler Menschen und auch vieler meiner Patienten, endlich mit gutem Gewissen Nein zu sagen, muss ich aus der Kenntnis von Neurobiologie und Bindungsforschung enttäuschen. Der Wunsch ist verständlich, weil Veränderung immer leichter ist, wenn uns jemand auf die Schulter klopft und unterstützt, nicht zuletzt unser eigenes Belohnungssystem. Leider entspricht dies nicht unserer (Neuro-)Biologie, die zunächst vertrautes Verhalten, vor allem in Beziehungen, belohnt und Neues skeptisch beäugt. Dies geschieht, wie schon mehrfach erwähnt, aus dem guten Grund, überlebenswichtige Beziehungen zu sichern. In unserer Entwicklungsgeschichte bedeutete das Herausfallen aus der Stammes- und Dorfgemeinschaft den sicheren Tod. Das galt es zu verhindern, zur Not mit Unterordnung und Unterwerfung.

Und heute? Wir brauchen immer noch gute und verlässliche Beziehungen und das Gefühl von Verbundenheit mit anderen. Wie das gelingen kann, werden wir im nächsten Kapitel sehen. Aber nicht um den Preis der Unterwerfung und Missachtung eigener Bedürfnisse und Wachstumschancen. Deswegen wird in der Regel andersherum ein Schuh daraus: Trotz oder besser noch wegen des schlechten Gewissens beim Nein bleiben, ja, das schlechte Gewissen in Zukunft als Unterstützer und wohlwollenden Begleiter willkommen heißen.

f. Verbundenheit und In-Beziehung-Sein

> *Ein menschliches Wesen ist Teil des Ganzen, welches wir »Universum« nennen, ein in Zeit und Raum begrenzter Teil. Er erfährt sich selbst, seine Gedanken und Gefühle, als etwas vom Rest Getrenntes – eine Art optische Täuschung seines Bewusstseins. Diese Täuschung ist eine Art Gefängnis für uns, das uns auf unsere persönlichen Wünsche und Verlangen und die Zuneigung zu einigen uns nahestehenden Menschen beschränkt. Unsere Aufgabe muss sein, uns aus diesem Gefängnis zu befreien, indem wir den Kreis unseres Mitfühlens so erweitern, das es alle lebenden Kreaturen und die ganze Natur in all ihrer Schönheit einschließt.*
>
> ALBERT EINSTEIN

> *Menschsein weist immer schon über sich selbst hinaus, und die Transzendenz ihrer selbst ist die Essenz menschlicher Existenz.*
>
> VIKTOR E. FRANKL

In seinem Roman Fuchserde erzählt Thomas Sautner die oft schwere und leidvolle Geschichte der Jenischen, einem fahrenden Volk ähnlich den Sinti und Roma. Luca, einer der Protagonisten, ermutigt seine Sippe durch herzerwärmende Geschichten am abendlichen Lagerfeuer. Am Ende eines solchen Abends entspinnt sich zwischen Luca und seiner Großmutter folgender Dialog: *»Ich bin stolz auf dich, Luca.«* Luca ahnte warum, aber er wollte es gerne hören. *»Warum?«*, fragte er deshalb und tat überrascht. *»Weil du unserer Familie gerade das Paradies geschenkt hast. Und weil du dir Mühe gibst, es immer wieder zu tun. Du bist ein guter Leitwolf.«* Luca lächelte. Dann flüsterte er: *»Und jetzt hast du mir das Paradies geschenkt.« »Ja, so einfach geht das, wenn man sich traut, sein Herz zu öffnen«, freute sich die Großmutter und Luca freute sich mit ihr.«*[112]

Menschliche Unterstützung, tröstende Worte, eine warme Decke und eine Tasse Tee sind die wichtigsten »Erste-Hilfe-Maßnahmen« nach einer traumatischen Erfahrung. Wenn wir gerade aus unserem »Leben gefallen« sind, benötigen wir am meisten diese Erfahrung von Verbundenheit, Schutz und Sicherheit.

Verbindung herzustellen, wo etwas unter- oder abgebrochen ist, in uns selbst und zu anderen, ist also die zentrale Aufgabe, um uns wieder lebendig zu fühlen und verletzende oder traumatische Erfahrungen zu überwinden. Denn, wie wir gesehen haben, führen emotionale Verletzungen und Traumata in unserem Gehirn und unserem Verhalten nicht selten zu Trennung und Abspaltung (unsichere Bindungen und Dissoziationsneigung). Dies diente zunächst dem Überleben. Wir zahlen dafür allerdings heute einen meist hohen Preis in Form gesundheitlicher Probleme, belastender Gefühle oder schwieriger Beziehungen. Wenn wir dies nicht überwinden lernen, reichen wir diese Erfahrungen an die nächste Generation weiter (transgenerationale Weitergabe).

Peter Levine schreibt: »Hierin liegen die Wurzeln des Traumas. Die Entfremdung von unserem ganzheitlichen inneren Empfinden hat zur Folge, dass unsere Emotionen in der Einsamkeit umherirren, wodurch der rationale Teil unseres Geistes Phantasien schafft, die von Abgetrenntheit statt von Verbundenheit geprägt sind. Diese Phantasien zwingen uns, miteinander in Wettstreit zu treten, Kriege zu führen, einander zu misstrauen und den natürlichen Respekt vor dem Leben zu untergraben. Wenn wir unsere Verbundenheit mit allen Menschen und Dingen nicht spüren, haben wir weniger Hemmungen, Menschen und Dinge zu zerstören oder zu ignorieren. Menschen sind von Natur aus kooperativ und liebevoll. Es macht uns Freude zusammenzuarbeiten. Doch wenn die verschiedenen Teile unseres Gehirns nicht im Einklang stehen, sind wir uns dieses grundlegenden Strebens nach liebevoller Zusammenarbeit nicht bewusst.«[113]

Mit wem fühlen Sie sich in Ihrem Leben heute verbunden? Woran spüren Sie das und lässt sich das verstärken? Kennen Sie auch Verbundenheitserfahrungen mit etwas Spirituellem? Nutzen Sie all das! Denn insgesamt nimmt auch in unserer Gesellschaft

Vereinzelung zu,[114] die Single-Haushalte sind in der Mehrheit und die Digitalisierung fördert nicht selten Einsamkeit und Rückzug. Je früher Menschen in den sogenannten sozialen Netzwerken aktiv sind, desto weniger reale Kontakte haben sie. Leider fängt der Umgang mit digitalen Medien immer früher an. Das hat Auswirkungen auf das gesamte weitere Leben, weil wir in jungen Jahren Kompetenzen für unsere Zukunft erwerben.

In einer von Manfred Spitzer zitierten Studie zeigt sich ein umgekehrt proportionales Verhältnis zwischen Mediennutzung und den realen zwischenmenschlichen Beziehungen. Das hat Konsequenzen. Wer in der wirklichen Welt miteinander in Kontakt stand, war sozial kompetenter, empathischer und geriet weniger in eine Außenseiterrolle. »Zusammenfassend zeigen diese Ergebnisse, dass das Leben in einer größeren Gruppe soziale Kompetenz steigert und zu einer Größenzunahme der Gehirnregionen führt, die diese geistige soziale Funktion leisten. Diese Zunahme der sozialen Kompetenz drückt sich in einer höheren sozialen Stellung aus. Betrachtet man die eingangs erwähnten Daten […] so folgt zwangsläufig, dass die Nutzung von digitalen sozialen Medien wie Facebook, die ja mit weniger realen Kontakten einhergeht, auch zu einer *Verminderung der Größe sozialer Gehirnbereiche* bei Kindern und damit zu *geringerer sozialer Kompetenz* führen müsste [Hervorhebung im Original].«[115]

Der Kinderpsychiater Michael Winterhoff nannte den frühen Medienkonsum unlängst »Gift für die Psyche der Kinder« und führt aus, dass Kinder ihre Welt zunächst mit ihren Sinnen entdecken müssen, um sich in ihr mehr und mehr zurechtzufinden. Die Vielschichtigkeit und Komplexität des Lebens lernten sie nicht in den digitalen Medien, die je früher genutzt, umso mehr zu einer inneren Verarmung und massiven psychischen Problemen führen. »Es kommen immer mehr Jugendliche, die überhaupt nicht lebenstüchtig sind, 18-Jährige etwa, die psychisch gesehen auf der Stufe von Kleinkindern stehen, und dazu häufig noch hochaggressiv sind.«[116] Er plädiert für »anwesende« Eltern. Das bedeutet, dass Eltern ihren Kindern einerseits Grenzen setzen und sie andererseits achtsam begleiten und sich für sie interessieren. Das geschieht nicht, indem sie ihre Kinder von Aktivität zu Aktivität fahren, sondern durch das Erleben von Gemeinsamkeit und Zusammengehörigkeit beim **gemeinsamen** Essen, Spielen und In-der-Natur-sein. Das gibt nicht nur Kinder die nötige Sicherheit, sondern macht auch ihre Eltern glücklich, weil es zu einem lebendigen Kontakt miteinander führt.

Von klein auf sind wir auf Bindung angewiesen. Über die Ausschüttung von Oxytocin wird das Stresssystem des Säuglings beruhigt, der zu Beginn seines Lebens sozusagen »unter Strom« steht. Nur so erhält unser Gehirn den nötigen Anstoß zur Beruhigung, den es zum Wachstum braucht. Dazu braucht es ausreichend feinfühlige Bezugspersonen, die den Säugling mit beruhigender Stimme, rhythmischen Bewegungen und natürlich dem Erkennen und Stillen der Grundbedürfnisse (Essen, Trinken, Sauberkeit und Schlafen) in seiner Entwicklung unterstützen. Die reine körperliche Versorgung reicht allerdings niemals aus, das zeigen viele Untersuchungen an Heimkindern.

Schon Kaiser Friedrich II. (1194–1250) wird folgender »Versuch« zugeschrieben: Er ließ neugeborene Kinder ihren Müttern wegnehmen und von Pflegerinnen und Ammen aufziehen. Sie sollten gestillt, gebadet und gewickelt werden, niemand allerdings sollte sie liebkosen und zu ihnen sprechen. Friedrich wollte herausbekommen, welche Sprache sie sprächen. Was er nicht ahnte, war, dass lange vor dem Spracherwerb alle Kinder starben.

Auch wenn es Kaiser Friedrich um etwas anderes ging, so belegt sein »Versuch«, dass wir ohne Zuwendung und Verbundenheit nicht überlebensfähig sind. Man könnte sagen, die Kinder starben an einem gebrochenen Herzen, weil es ihnen an liebevoller Zuwendung und einfühlsamer Kontaktaufnahme mangelte. Die gute Nachricht ist, dass »gebrochene Herzen« heilen können, oder wie Udo Lindenberg es in seiner etwas schnoddrigen Art formuliert:

Ein Herz das kann man reparier'n
Und geht's mal entzwei, ist es längst nicht vorbei.

Nicht immer geht das so leicht, wie Lindenberg das besingt. Meist braucht es Zeit und möglichst häufig die Erfahrung von Hilfe und Unterstützung durch Freunde, gute Bekannte oder professionelle

Helfer. Denn wir brauchen die wiederholte Erfahrung von ausreichender Sicherheit und Wohlwollen in unserem Leben: in menschlichen Beziehungen, in Beziehungen zu Tieren, in Verbindung zu einer spirituellen Dimension. Unser Beziehungsgedächtnis braucht solche Erfahrungen, um die alten »Glaubenssätze« zu verändern.

Gelingt das, so die Hirnforschung, wachsen unter dem Einfluss vom Bindungshormon Oxytocin im Bereich des Hippocampus, unserem Gedächtnisspeicher, und vermutlich auch in den Basalganglien, einer weiteren wichtigen Steuerungsinstanz unter der Großhirnrinde, Nervenzellen neu heran. Dieses Phänomen, übrigens eine revolutionäre Erkenntnis der Hirnforschung, nennt man Neuroplastizität. Sie besagt, dass sich unser Gehirn durch neue Erfahrungen tatsächlich »umbaut«. Außerdem sinkt unter dem Einfluss von Oxytocin der Pegel an Stresshormonen und die Konzentration von Serotonin, unserem Glückshormon, steigt. Das Gleiche gilt für die körpereigenen Schmerzstiller (Opioide).

Wir können gute Beziehungs- und Bindungserfahrung mit Menschen, Tieren und bei bestimmten Tätigkeiten machen, zum Beispiel mit und durch Musik: Singen, Tanzen, sich irgendwie einem Rhythmus hingeben, sich davontragen lassen. In Gospelchören kann man das sehen und erleben. Vermutlich ist das kein Zufall, gehen die Gospellieder doch auf die Gesänge der Sklaven zurück, die dadurch ihr Leiden erträglicher zu machen versuchten. Sie erhöhten die Konzentration und sorgten zum anderen für bessere Koordination der Bewegungen, sie lenkten alle Sänger von der Monotonie der Arbeit ab, erleichterten ihre gemeinsamen Bewegungsabläufe und steigerten so ihr Durchhaltevermögen. Schließlich schafften sie ein tiefes Gemeinschaftserleben, was das Überleben leichter machte. In der amerikanischen Bürgerrechtsbewegung der 1960er Jahre trug sicherlich auch das zur Renaissance der Gospellieder bei.

Schon der Embryo ist permanent von den Rhythmen seiner Mutter eingehüllt, von Herzschlag, Atmung und körperlicher Bewegung, von ihrer Stimme und den Stimmen und Geräuschen der Umgebung, er erlebt dadurch Geborgenheit und Zugehörigkeit.

Musik und Rhythmen sind also sehr elementare und ursprüngliche Erfahrungen unseres Menschseins.

Der aus dem Jahr 2004 stammende Film *Wie im Himmel* erzählt genau eine solche Geschichte von Halt und Verbundenheit, die durch das gemeinsame Singen entsteht und die es den einzelnen Chormitgliedern ermöglicht, sich zu entwickeln, innerlich zu wachsen und auf eine eindrucksvolle Weise auch heil zu werden. Einige Tage vor der Abfahrt zu einem Chorwettbewerb taucht Gabriella mit ihren Kindern bei einer Chorprobe auf. Äußerlich sichtbare Gesichtsverletzungen weisen unmissverständlich auf häusliche Gewalt hin. Sie verkündet, dass sie deshalb nicht mehr zu ihrem Mann zurückkehren wird. Als dieser kurze Zeit später auftaucht, um seine Frau zurückzuholen, wird er von den Chormitgliedern daran gehindert. Gabriella entwickelt ihre Entschlossenheit und eine neue Stärke in ihrem Leben mithilfe des gemeinsamen Singens und der Unterstützung des Chors. In einem berührenden Gesangssolo bringt sie das zum Ausdruck.

Bei einem Gesangswettbewerb verhilft ausgerechnet der geistig behinderte Tore seinem Chor zum Erfolg. Weil Daniel, der Dirigent kurz zuvor auf der Toilette zusammengebrochen ist, steht der Chor allein da. Irritiert durch die entstehende Unruhe beginnt Tore seinen Ton für alle hörbar und ständig wiederholend zu singen. Damit ruft er im Saal zunächst fragende Gesichter hervor, bis ein weiteres Chormitglied ebenfalls seinen Ton anstimmt, gefolgt von den anderen, die nun auch jeweils ihren Ton singen. Die Mitglieder der anderen Chöre werden davon so sehr in den Bann gezogen, dass sie nach und nach alle mit einstimmen. Selbst die Menschen in den Tonaufnahmekabinen nehmen ihre Kopfhörer ab und singen mit. Diese Schlussszene drückt auf eine sehr besondere Weise die heilsame Kraft von Musik, Rhythmus und Verbundenheit aus.

Solche Erfahrungen tragen meines Erachtens immer auch den Verweis auf etwas Größeres, das über uns hinausweist, in sich. Vielen Menschen hilft eine solche Vorstellung, mit den leidvollen und schweren Erfahrungen in ihrem Leben besser fertigzuwerden. »Und ganz offensichtlich suchen wir Menschen auch nach Verbundenheit mit etwas Größerem als uns selbst. Das Eingangszitat bringt dies bereits zum Ausdruck. Eine persönliche religiöse oder spirituelle Ausrichtung trägt zu einem Gefühl von Halt und Getragensein bei in einer letztlich genauso unsicheren Welt wie vor Jahrhunderten und vielleicht auch Jahrtausenden. Trotz aller Fortschritte müssen wir Menschen immer wieder feststellen, dass wir so vieles nicht in der Hand haben. Der Blick auf das, was jenseits von uns tragen könnte, wird dadurch geweitet.«[117]

Eindrucksvoll zeigen die Untersuchungen von Steven Porges, dass wir auch neurophysiologisch auf soziales Eingebundensein und Liebe angewiesen sind. Nur dadurch beruhigt sich unser »aufgedrehtes« Nervensystem und kann sich dem zuwenden, was wir biologisch zum Überleben brauchen: Nahrungsaufnahme, Verdauung, sich um Verletzungen kümmern, sich fortpflanzen, Kinder aufziehen, entspannen und genießen. Ohne Liebe geht es nicht, niemals. Wir sind soziale Wesen und unser Gehirn ist ein Sozialorgan.[118] Solche Erfahrungen vermitteln sich über unser »Bauchgefühl«, über den Entspannungszustand unserer inneren Organe. Im Englischen heißt Bauchgefühl interessanterweise wörtlich »Instinkt des Darms« (gut instinct), und sich auf diesen Instinkt zu verlassen, heißt dort auch Mut zu zeigen (to have guts).

Über den Vagusnerv, den großen Beruhigungsnerv (Parasympathikus), erfolgt die permanente Rückmeldung unserer inneren Zustände an unser Gehirn. Bei Gefahr und Unsicherheit bleibt eine innere und meist auch äußere Alarmbereitschaft bestehen. Deswegen ist es so wichtig, für ein gutes »Bauchgefühl« zu sorgen und dieses gleichzeitig als Feedback dafür zu nutzen, wo vielleicht noch weitere Maßnahmen für Sicherheit und Wohlbefinden getroffen werden müssen. Dann werden unsere Bauchgefühle zu Wegweisern für Selbstberuhigung und letztlich Selbstheilung.

Kleinkinder leben noch sehr unmittelbar in diesem Miteinander-verbunden-Sein, sie freuen sich mehr darüber, wenn andere Kinder etwas geschenkt bekommen, als wenn sie es selbst erhalten. (Wann nur verlernen wir das?) Und Menschen, die ehrenamtlich tätig sind, fühlen sich glücklicher und gesünder als die Mitmenschen ohne ein solches Engagement. Ihre Stressanfälligkeit sinkt. Geben und sozial miteinander verbunden sein ist also tatsächlich auch gesund.[119] Das Bindungshormon Oxytocin spielt dabei genauso eine Rolle wie das Belohnungshormon Dopamin.

Davon berichtet, basierend auf den Erfahrungen des britischen Neurologen Dr. Oliver Sacks, auch der Film *The Music never stopped*, der sowohl von einer berührenden Liebe zwischen Vater und Sohn erzählt als auch die Bedeutung und heilsamen Kräfte von Musik aufzeigt. Die Musik, die uns anspricht und ergreift, schafft ohne Worte etwas, was uns im Herzen erreicht. Was bisher eher im übertragenen Sinne galt, kann für bestimmte Musikstücke offenbar auch wörtlich genommen werden, wie Wissenschaftler des Max-Planck-Instituts für Kognitions- und Neurowissenschaften in Leipzig herausfanden. Sie stellten fest, dass eine Berührung je nach gespielter Musik anders wahrgenommen wird. Je betörender wir die Musik empfinden, desto sinnlicher nehmen wir auch die Berührung wahr – auch wenn wir wissen, dass wir, wie bei diesem Experiment, statt von einem Menschen von einem Roboter berührt werden.[120]

Manch einer kennt es: Wenige Takte eines Songs können einen magisch berühren und eine ganz bestimmte Erinnerung, Bilder und Gefühle erzeugen. Wir verbinden mit dem Lied vielleicht ein besonderes Ereignis unserer Kindheit, den ersten Kuss oder eine schmerzhafte Trennung.

Henry und Gabriel sind Vater und Sohn. Beide lieben sie die Musik und taten das schon während Gabriels Kindheit. Doch während Henry vor allem Bing Crosby hört, verehrt sein Sohn die Beatles, die Stones, Bob Dylan und The Grateful Dead. Dem Vater fällt zunächst schwer, dies zu akzeptieren. So kommt es eines Tages, Gabriel ist noch ein Teenager, zum Streit und schließlich zum Zerwürfnis zwischen Vater und Sohn, woraufhin Gabriel sein Elternhaus verlässt und den Kontakt zu den Eltern ganz abbricht. Zwanzig Jahre später erhalten die Eltern einen Anruf aus dem örtlichen Krankenhaus. Die Ärzte haben bei Gabriel einen gutartigen Gehirntumor entdeckt. Dieser kann in einer aufwendigen Operation zwar entfernt werden, allerdings bleibt die Erkrankung nicht ohne Folgen. So haben Gabriels Kurzzeitgedächtnis und sein Erinnerungsvermögen schweren Schaden genommen. Um wieder einen Zugang zu seinem Sohn zu finden, geht Henry einen ungewöhnlichen Weg. Er engagiert die Musiktherapeutin Dr. Dianne Daly. Ihr gelingt es in mühsamer Arbeit, einige von Gabriels verloren geglaubten Erinnerungen zurückzuholen und schlussendlich sogar sein Kurzzeitgedächtnis zu trainieren. Es ist eine langsame, vorsichtige, liebevolle Annäherung zwischen Vater und Sohn, Vergangenheit und Zukunft, die Rückschläge nicht ausschließt. Am Ende jedoch wird sie erfolgreich verlaufen, werden Verbundenheit und Liebe die Oberhand behalten.

Verbundenheit und Liebe schlagen Brücken, sie können Gräben überwinden und seelische und sogar körperliche Wunden heilen lassen. Mitgefühl mit uns selbst und den Mitmenschen hilft, Getrenntes zu verbinden. Es stößt offensichtlich Selbstheilungskräfte an und aktiviert unseren inneren Arzt. Operationswunden verheilen schneller und selbst die Blutzuckerwerte eines Diabetikers mitsamt den Folgeerkrankungen profitieren von einer freundlichen Zugewandtheit zwischen Arzt und Patient.[121] Auf diese Weise können auch Traumata zu heilen beginnen.

7. Was ist Traumatherapie und was unterscheidet sie von anderen Psychotherapiemethoden?

Es ist erstaunlich, wie viel Menschen vermögen, wenn man es ihnen nur zutraut. So gehört zu meiner Arbeit die Vorstellung, dass sehr viele Patientinnen und Patienten trotz großer Beschädigungen viel mehr sind als diese Beschädigungen und über selbstregulative Kräfte verfügen. Allerdings liegt es in der Hand der Therapeutin, diese zu fördern oder mehr oder weniger zum Versiegen zu bringen.

LUISE REDDEMANN

Auch im Rahmen von Traumatherapie gibt es unterschiedliche Schulen und verschiedene methodische Zugänge. Dennoch wissen alle Traumatherapeuten um die Bedeutung und Tragweite von Traumatisierung, wissen um die Vielfalt von Traumata und ihre möglichen Auswirkungen auf Körper und Seele. Ganz wichtig: Traumatherapeuten glauben an die Existenz von Traumata, was nicht so selbstverständlich ist, wie es klingt. Vor allem sollten Sie das Gefühl haben, dass Ihr Gegenüber Ihnen glaubt.

Dabei versteht man unter Taumata Ereignisse von existentieller Bedrohung, die die momentanen Verarbeitungsmöglichkeiten des Individuums überfordern und die bisherige Welt- und Selbstsicht erschüttern. Was das jeweils ist, entscheidet also nicht allein das Ereignis, sondern die Beziehung des Betroffenen dazu und seine jeweiligen Bewältigungsmöglichkeiten.

Wir unterscheiden Traumata vom Typ 1 und Typ 2. Im ersten Fall handelt es sich um einmalige schlimme Ereignisse wie Autounfälle, Naturkatastrophen, Krebsdiagnosen, gravierende medizinische Eingriffe und vieles mehr. Im zweiten Fall wird heute meist von komplexer Traumatisierung gesprochen. Hierunter fallen all die Formen von Gewalt, Vernachlässigung und Bindungstraumatisierung, von denen in diesem Buch die Rede ist. Je früher die Traumatisierung stattfand und je intensiver für uns bedeutsame Menschen daran beteiligt waren, desto gravierender sind in aller Regel die Verletzungen. Die Behandlungswege von Typ 1 und Typ 2 unterscheiden sich deswegen auch ganz erheblich. Im ersten Fall kann, ja sollte man meist rasch zur Traumabearbeitung kommen, während dies bei komplexer Traumatisierung in der Regel nicht möglich ist. Hier fehlt die nötige Stabilität und war oft genug noch nie vorhanden. Deshalb muss Traumatherapie sich für diesen Schritt in der Regel Zeit nehmen, nicht selten viel Zeit. Die weiteren Ausführungen beziehen sich auf die komplexe Traumatisierung.

Im Unterschied zu klassisch psychotherapeutischen Vorgehensweisen verbietet es sich, in diesen Traumata zu »bohren«. Vielmehr bedarf es eines behutsamen Annäherns an das bisher aus gutem Grund Verdrängte und Verschwiegene. Nie geht es um die Aufdeckung von Traumata um ihrer selbst willen, immer geht es um ein besseres Leben im Hier und Jetzt! Traumatherapie behandelt Symptome, unter denen jemand heute leidet, nicht die Traumata, die in der Vergangenheit liegen. Dazu müssen weder Betroffene noch Therapeuten alles wissen. Ein Zipfel vom Teppichmuster reicht, um eine Vorstellung des Gesamten zu erhalten.

Deswegen hat sich bei allen Kontroversen unverändert ein dreischrittiges Vorgehen etabliert. In der ersten Phase geht es um die **Stabilisierung**, dem Wiederfußfassen im eigenen Leben. Dazu zählt, sich Sicherheit und Selbstkontrolle zu erarbeiten, Selbstfürsorge (siehe entsprechendes Kapitel) zu entwickeln und eigene unangenehme Gefühle regulieren zu lernen. Hierher gehört auch ein besseres Verständnis für sich selbst und die Wahrnehmung der auch in diesem Buch beschriebenen wohlwollenden Rückmeldungen des eigenen Körpers und der Umgebung. Dazu zählt auch, sich auf den Psychotherapeuten oder die Psychotherapeutin einzulassen und neue Sichtweisen zuzulassen. Diese Stabilisierung kann Monate oder auch Jahre dauern und es kann durchaus sein, dass Betroffene damit so gut leben können, dass weitere Schritte nicht nötig sind, oder die persönlichen Ressourcen für eine **Traumabearbeitung** nicht ausreichen. Schonende Traumabearbeitung wendet sich den unverarbeiteten Traumata, die das Leben in der Gegenwart behindern, mit unterschiedlichen Methoden im geschützten Rahmen einer Therapie nochmals zu. Es geht also nie um Traumabearbeitung als Selbstzweck, vielmehr dient sie der Symptomentlastung, wenn diese in einem Bezug zur erlittenen Traumatisierung steht. Aus dem sicheren Abstand der Gegenwart wird der Blick zurück in den vermeintlichen Abgrund gewagt. Die Idee dabei ist, dem Gehirn bei den bisher unverarbeiteten Erfahrungen der Vergangenheit zu helfen, die durch ihre Intensität und emotionale Last die Selbstheilungskräfte blockiert haben. Ich vergleiche diesen Vorgang gerne mit dem Überwinden einer Bergkuppe, die bisher unerreichbar erschien. Einmal dort angekommen, übernehmen dann in der Regel die Selbstheilungskräfte wieder ihre unterstützende Rolle. Dazu bedarf es manchmal nur weniger Schritte. Keinesfalls muss man sich nochmals der gesamten Traumageschichte zuwenden, um auf die Bergkuppe zu gelangen. Übrigens führen viele Wege auch um die Kuppe herum, die man lange nicht gesehen hat oder die man für unzureichend hielt, weil man immer die Spitze des Berges im Blick hatte.

In der dritten Phase geht es um das Zurückfinden ins Leben, um das **Wiederanknüpfen**, darum, den Lebensfaden aufzunehmen und weiterzuspinnen.

Dazu gehört zum Beispiel, schädliche Beziehungen zu beenden und die dahinterliegenden Muster zu verändern.

Diese drei Phasen verlaufen nicht streng voneinander getrennt, sondern fließen ineinander und pendeln hin und her. Außerdem findet Traumaverarbeitung in jedem Moment statt, wo Neues das Alte erreicht und damit Veränderungsprozesse im Gedächtnis anstößt. Es wurde mittlerweile mehrfach nachgewiesen, dass spezifische Traumatherapie bei der Posttraumatischen Belastungsstörung die Aktivität in der Amygdala und der Inselrinde verringert und damit das überschießende Reagieren auf heute nicht mehr bedrohliche Auslösereize (Trigger) reduziert und gleichzeitig die Aktivität in den Bereichen erhöht, die für innere Sicherheit und Kontrolle zuständig sind (Hippocampus und vorderer cingulärer Kortex).[122] Sie können zu Ihrem Heilungsprozess auf vielfältige Weise aktiv beitragen. Dazu gehört vor allem das Bemühen, die Rolle des Opfers zu verlassen und im Hier und Heute Verantwortung für Veränderungen zu übernehmen. Dabei können all die Ideen zur Stabilisierung helfen, die ich in diesem Buch unter verschiedenen Perspektiven vorgestellt habe. Je nach Schwere der Symptomatik und der Einschränkungen werden Sie professionelle Hilfe brauchen. Eine kleine Schnittwunde kann man mit Pflaster oder Verband selbst versorgen, eine tiefe Wunde sollte ärztlich versorgt werden. Das gilt für die Traumabearbeitung in besonderer Weise, weil hier ein Sicherheit vermittelndes Gegenüber, das den Überblick behält und immer wieder auf die Gegenwart fokussiert, notwendig ist. Aber auch bei vielen anderen Entwicklungsschritten ist die Hebammenhilfe eines guten Therapeuten sehr viel wert und erspart manchen Umweg.

Das bedeutet nicht, dass ohne eine professionelle Begleitung keine Veränderung oder gar Heilung möglich ist. Dagegen spricht schon, dass in den meisten Teilen der Welt und in der fast gesamten Menschheitsgeschichte keine Traumatherapeuten zur Verfügung standen, Menschen aber dennoch Lebensqualität zurückgewonnen und ihre Traumata sogar vollständig überwunden haben. Manche dieser Erfahrungen haben Eingang gefunden in moderne Behandlungswege von Traumatherapie wie Imaginationsverfahren oder die TRIMB-Methode. Dabei handelt es sich um ein Verfahren, das Indianern Mittelamerikas abgeschaut wurde, die sich schon seit Urzeiten mittels bestimmter Rituale von belastenden Erfahrungen und Traumata zu entlasten wussten.[123]

Achten Sie also auch bei der Wahl eines Trauma-Psychotherapeuten oder einer Trauma-Psychotherapeutin unbedingt darauf, dass Sie sich angenommen und respektiert fühlen. Sollten Sie sich auf irgendeine Weise »komisch« fühlen, dann nehmen Sie dieses Gefühl ernst, sprechen Sie es an und, sollte es sich nicht verändern, willigen Sie erst gar nicht in die Therapie ein oder beenden Sie sie. Das kann bedeuten, dass Sie sich erneut auf die Suche machen müssen. Das ist ärgerlich und mühsam, dennoch ist vor allem eine gute therapeutische Beziehung für den Erfolg verantwortlich. Daneben sollte Ihr Psychotherapeut oder Ihre Psychotherapeutin Kenntnisse oder besser noch eine Ausbildung in Traumatherapie haben, wenn es um solche Erfahrungen in Ihrem Leben geht. Auch hier besteht leider noch erheblicher Aufklärungs- und Fortbildungsbedarf unter den Psychotherapeuten. Denn: Psychotherapie kann auch Nebenwirkungen haben und tatsächlich führen nicht alle Wege nach Rom.

Unter anderem unter folgenden Links können Sie auf den Webseiten von Traumafachverbänden selbständig nach Traumatherapeuten suchen, wenn dieses Thema in Ihrem Fall eine wichtige Rolle spielt:
- www.emdria.de/
- www.psychotraumatologie-aktuell.de/beratungsstelle/therapeutenliste/
- www.degpt.de/therapeutinnen-suche/
- www.triregionet.info/therapeutenliste

Die Bundespsychotherapeutenkammer hat den sehr guten Ratgeber »Wege zur Psychotherapie« herausgegeben. In diesem Ratgeber wird auch die Frage erörtert, wann eine psychische Erkrankung vorliegt, es werden die verschiedenen Therapieformen beschrieben und die Kostenfrage besprochen etc. Diesen 38-seitigen Ratgeber können Sie kostenlos unter folgendem Link herunterladen: http://www.lpk-bw.de/patienteninfo.html. Er geht allerdings nicht auf Traumatherapie ein.

Seit April 2017 müssen Psychotherapeuten, die von der Krankenkasse zugelassen sind, Notfallsprechstunden anbieten. Diese kann man zur Klärung der Frage nutzen, ob Psychotherapie überhaupt nötig ist oder nicht. Dafür werden üblicherweise bis zu vier Vorgespräche geführt, die man auch bei unterschiedlichen Psychotherapeuten vereinbaren kann, um besser entscheiden zu können, wer am besten zu einem passt. Für eine vertrauensvolle Beziehung muss ich mich mit meinem Anliegen und als Person ernst genommen und verstanden fühlen. Der Therapeut oder die Therapeutin sollte mir sympathisch sein, mit anderen Worten, die Chemie sollte stimmen.

Neben der Psychotherapie gibt es auch Beratungsstellen (kirchliche und kommunale), die Ihnen gegebenenfalls weiterhelfen können. In Beratungsstellen arbeiten ebenfalls gut ausgebildete Psychotherapeuten. Im Unterschied zur Psychotherapie zahlen Sie hier in der Regel einen geringen Eigenanteil. Auch ist die Anzahl der Gespräche in der Regel kürzer. Wenn Sie ein eng umschriebenes Anliegen haben, reicht das oft. Mit Sicherheit ist die meist deutlich kürzere Wartezeit auf einen ersten Termin ein Vorteil.

Schließlich gibt es auch die Telefonseelsorge. Dort kann man rund um die Uhr in Krisen beraten werden. Sie erreichen die Telefonseelsorge kostenfrei unter folgenden Nummern: 0800/1110111 und 0800/1110222. Diese Hilfe kann auch während einer Traumatherapie wichtig werden, wenn Ihr Psychotherapeut nicht erreichbar ist, was ja durchaus häufig der Fall ist.

8. Ausblick

> *Es sind Beziehungen und Interaktionen, die von Geburt an unsere Psyche und unser Gehirn formen, die unser Erleben und unsere gemeinsame Welt hervorbringen, und die unserem Leben erst Substanz und Sinn verleihen.*
>
> THOMAS SAUTNER, FUCHSERDE

Emotionale Verletzungen und Traumata sind allgegenwärtig. Sie sind so verbreitet, dass man am liebsten wegschauen möchte. Das Leiden der Betroffenen allerdings ist groß und oft unaussprechlich. Genau deswegen handelt es sich hierbei um ein gesellschaftliches und politisches Thema. Es geht dabei immer auch um die Verursacher und Täter in unseren Reihen. Traumafolgestörungen sind politische Diagnosen. Sie werfen die Frage nach dem Schutz der Betroffenen, nach Prävention und nach Ursachenbekämpfung auf. Sie haben das Potential von Verschwörungstheorien, wenn man feststellt, dass eine derart häufige Diagnose wie die des Entwicklungstraumas, um das es in diesem Buch im Wesentlichen ging, trotz unzähliger wissenschaftlicher Belege für seine Existenz und klinische Bedeutung nicht in das amerikanische Diagnosemanual aufgenommen wird und damit weitere Forschung und die Zulassung und Bezahlung von Behandlungsmöglichkeiten erschwert werden.

So kann dadurch zum Beispiel eine Empfehlung begründet werden, dass die Aufmerksamkeitsdefizit-/Hyperaktivitätsstörung (ADHS) weiterhin nur medikamentös behandelt werden soll, ohne die eventuell zugrunde liegende häusliche Gewalt und ihre Folgen zu beachten. Natürlich ist häusliche Gewalt nicht immer Ursache von ADHS, aber es kann der Fall sein.

Deswegen formuliert Bessel van der Kolk im Epilog seines großen Traumabuches: »Ich wünschte mir selbst, ich könnte Traumata

und Politik trennen, aber solange wir in einem Zustand des Leugnens verharren und nur Traumata behandeln, deren Ursprünge aber ignorieren, sind unsere Bemühungen zum Scheitern verurteilt. In der heutigen Welt entscheidet Ihre Postleitzahl in stärkerem Maße als Ihre DNS darüber, ob es Ihnen gelingen wird, ein Leben in Sicherheit und bei guter Gesundheit zu führen.«[124]
Über Gewalt zu schweigen nützt nur den Tätern. Sie beim Namen zu nennen und aufzuklären, ist für uns alle bedeutsam.

Zum Glück haben die Missbrauchsskandale der katholischen Kirche, der Odenwaldschule und anderer Internate und Sportvereine und aktuell die der Regensburger Domspatzen eine bis dahin nicht vorhandene Öffentlichkeit geschaffen. Endlich wurde das Schweigen gebrochen, endlich die Opfer gehört, endlich wurde ihnen Glauben geschenkt. So mühsam dieser Weg bis heute ist, so notwendig bleibt er. Das machen die Stimmen der Betroffenen immer wieder deutlich. Erst das Anerkennen von Leid und Unrecht macht den Weg frei für Mitgefühl. Das hilft, Wunden zu schließen.

Das gilt genauso für die bis heute lebendigen Folgen des Zweiten Weltkriegs. Wenn wir uns damit nicht auseinandersetzen, uns nicht von ihnen absetzen, bleiben sie virulent und werden von Generation zu Generation weitervererbt. Leugnen schafft Geheimnisse, die subtil und mächtig weiterwirken. Hinzuschauen und Licht ins Dunkel zu bringen, kann nie nur Aufgabe des einzelnen Betroffenen bleiben, auch wenn es dort beginnt. Es muss Aufgabe unserer Menschheitskultur werden, die uns alle betrifft und ausmacht und an der wir alle teilhaben.

Frühe Traumatisierungen stören die Beziehung zu Mitmenschen genauso wie zum eigenen Körper. Diese gilt es wiederherzustellen. Dafür habe ich einige Ideen und Übungen zusammengetragen, die dabei helfen können, neue, heilsame Erfahrungen mit sich, dem eigenen Körper, wohlwollenden Mitmenschen und der Umwelt zu machen.»Und wie bei einer durch einen Einschnitt verletzten Tulpenzwiebel kann auch im Gehirn die ›Heilung‹ nur erfolgen, indem neue, gesunde äußere Schichten sich über die Verletzungen legen und sie gewissermaßen überwachsen.«[125] Zum Glück vermag unser Gehirn sich bis ins hohe Alter zu verändern und umzubauen. Es benötigt dafür allerdings neue Erfahrungen, die sich von den alten unterscheiden und die mit Geduld und einer gewissen Beharrlichkeit immer wieder eingeübt werden. Dann ist »heile wachsen«, wie Michaela Huber es nennt, möglich.

Dabei bedeutet Heilung vor allem, sich besser zu verstehen und wieder handlungsfähig zu werden (Salutogenese), das Leben zu führen, in das man mit Zufriedenheit einstimmen kann. Selbst bestimmen im Hier und Heute und nicht fremdbestimmt zu sein von der Vergangenheit. Das bedeutet nicht, dass alles gut ist, dass es keine Rückschläge mehr gibt, dass die Vergangenheit überhaupt nicht mehr an die Tür klopft oder dass keine belastenden Gefühle oder Erinnerungen mehr auftreten werden. Damit dann besser umgehen zu können, scheint mir allerdings genau das zu sein, was den Heilungsprozess anzeigt. Dieser Prozess ist ein Weg, der vielleicht ein Leben lang dauert, der mit Wachstum und Neubeginn verbunden ist und der sich lohnt.[126]

Nutzen Sie dazu all das, was Ihnen hilft. Letztlich hat immer noch die Methode, der Weg, die Übung recht, die lindert, unterstützt und heilt. Es gibt mehr als die bisher gängigen und eingeschlagenen Pfade. Das zeigen die Erfolge derjenigen Methoden, die noch vor geraumer Zeit belächelt oder gar bekämpft wurden. Deswegen zählt immer Ihre eigene Erfahrung verbunden mit dem Wissen, dass nicht alles für alle gut ist.

Ich wünsche Ihnen viel Erfolg auf Ihrem Weg zu mehr Gesundheit und Lebensfreude, zu mehr lebendiger Verbundenheit mit sich selbst, Ihrem Körper, den Mitmenschen und Ihrer Lebenswelt.

Möge Rose Ausländer zu einem guten Leitstern für uns alle werden!

Wachsen dürfen
Eine Insel erfinden
allfarben
wie das Licht

In seinem Schatten
willkommen heissen
die Erde

Sie bitten
uns aufzunehmen
in Gärten

wo wir wachsen dürfen
brüderlich
Mensch an Mensch[127]

9. Dank

Die Entstehung dieses Buches verdanke ich so vielen Menschen, dass ich unmöglich alle nennen kann. Im Laufe der Jahre habe ich viele Bücher gelesen, viele Vorträge gehört, an vielen Fortbildungen teilgenommen und mich mit vielen Kollegen ausgetauscht. Besonders beeindruckt und beeinflusst hat mich das faszinierende Buch *Verkörperter Schrecken* von Bessel van der Kolk, das meinen Horizont erweiterte und meine Neugier erneut anregte. All dies ist in dieses Buch eingeflossen.

Auch meinen Patienten verdanke ich viel: den Mut, sich auf den Weg zu machen und schmerzhafte Lebenserfahrungen zu teilen; den Mut, neue Schritte zu wagen und mitunter eigenartig anmutende Methoden auszuprobieren; den Mut, mir zurückzumelden, was half und was nicht.

Das gute Miteinander im großen Team der Rehaklinik Glotterbad, meinem langjährigen Arbeitsplatz, und die vielen fachlichen und nicht fachlichen Gespräche regen mich immer wieder zu neuen Gedanken und kreativen Ideen an, dafür bin ich sehr dankbar.

Meinem Kollegen Christian Schleier möchte ich herzlich für die Erstellung der Dissoziationsabbildung danken. Der jahrelange fachliche Austausch und das gemeinsame Leiten der Traumatherapiegruppe in unserer Klinik stecken in und zwischen vielen Zeilen dieses Buches.

Dem Patmos Verlag danke ich für das Vertrauen, ein weiteres Buch schreiben zu dürfen. Und meiner Lektorin Frau Hermann für das hilfreiche und bereichernde Lektorat. Ihr Einfühlungsvermögen und ihre kritische Außenperspektive verleihen dem Text eine zusätzliche Tiefenschärfe, für die ich sehr dankbar bin.

Meiner Frau Antje danke ich von Herzen. Sie ist meine kritischste Leserin, regt zum Überdenken mancher Inhalte und Formulierungen an und gibt mir dadurch zahlreiche Anregungen.

10. Anmerkungen

1 Ende, 1973
2 Eisenberger et al., 2003
3 Felitti et al., 2007
4 Noll-Hussong et al., 2011, S. 69
5 Bühring, 2015
6 Plener et al., 2017, S. 165
7 Häuser et al., 2011, Plener et al., 2017, S. 161
8 http://fra.europa.eu/en/publication/2014/violence-against-women-eu-wide-survey-main-results-report
9 Unicef, 2017
10 Catani und Ruck, 2012
11 Deutsches Ärzteblatt, 07.01.2008, B20
12 Deutsches Ärzteblatt, Heft 33, 18.08.2006, B1872
13 Konstantin Wecker: Kind warst du nie
14 Felitti et al., 2007
15 Grawe, 2004
16 Van der Kolk, 2016, S. 87
17 Spitzer, 2012
18 Seiffge-Krenke, 2006
19 Firus, 2015
20 Firus et al., 2012
21 http://www.adultdevelopmentstudy.org/grantandglueckstudy
22 Van der Kolk, 2016, S. 138
23 Van der Kolk, 2016, S. 71
24 Grawe, 2004, S. 185
25 Hüther et al., 2010, S. 25
26 Brisch, 2006, S. 384; und Brisch 2008
27 Brisch, 2008
28 Brisch, 2008, S. 91
29 Brisch, 2006, S. 382
30 Ziegenhain, 2009, S. 138–139
31 Brisch, 2008, S. 100
32 Gaschler, 2011, S. 36; und Ziegenhain, 2009, S. 139
33 kurier.at, 2017
34 Opitz-Gerz, 2008, S. 284
35 Brisch, 2006, S. 383
36 Van der Kolk, 2016
37 http://www.drogenbeauftragte.de/presse/pressekontakt-und-mitteilungen/2017/2017-2-quartal/ergebnisse-der-blikk-studie-2017-vor-gestellt.html

38 Brisch, 2011, S. 50
39 Brisch, 2011, S. 51
40 Ziegenhain, 2010, S. 137
41 Wingenfeld et al., 2010, S. 442
42 Schaitz et al., 2017
43 Bayervitalportal, 2017
44 Mattejat und Remschmidt, 2008
45 Bühring, 2017, S. 314
46 Bühring, 2017, S. 314
47 Reddemann, 2015, S. 9
48 Radebold, 2015
49 Radebold, 2015; und Firus, 2015
50 Wendt et al., 2012
51 Felitti et al., 2007
52 Bode, 2011, S. 295
53 Bode, 2011, S. 21
54 Radebold, 2015, S. 150
55 Zitiert nach Bode 2011, S. 221–223
56 Bode, 2009
57 Huber, 2017
58 U. a. Brisch, 2006, S. 383
59 Domschke, 2016
60 Bauer, 2005
61 Gast et al., 2006, S. 2781
62 Gast, 2017
63 Priebe et al., 2009, S. 597; und Spitzer et al., 2014
64 Mattheß und Sack, 2010, S. 107
65 Vogel et al., 2009, S. 148
66 Van der Kolk, 2016, S. 148
67 Mattheß und Sack, 2010, S. 111
68 Firus et al., 2012
69 Z. B. FDS und SDQ 20
70 SKID-D
71 Van der Hart et al., 2008
72 Kaschnitz, siehe Zitatnachweis
73 Van der Kolk, 2016, S. 282
74 Gebler und Maerker, 2007
75 Firus, 2015
76 Kuwert et al., 2010
77 Rüegg, 2009, S. 13
78 Opitz-Gerz, 2008, S. 281
79 Mattheß und Sack, 2010, S. 109
80 Van der Kolk, 2016, S. 84
81 Peichl, 2009, S. 30
82 Peichl, 2009, S. 30
83 Firus, 2016
84 Van der Kolk, 2016, S. 159

85 Brecht, siehe Zitatnachweis
86 Van der Kolk, 2016, S. 79
87 Van der Kolk, 2016, S. 249
88 Kabat-Zinn, 2006
89 Firus et al., 2012
90 Van der Kolk, 2016, S. 117
91 Van der Kolk, 2016, S. 251
92 Van der Kolk, 2016, S. 139
93 Germer, 2013, S. 14
94 Germer, 2013, S. 110
95 Van der Hart et al., 2008, S. 43
96 Grunwald, 2012
97 Bohne, 2011
98 Michalsen, 2017, 194
99 Firus, 2016, S. 94–97
100 Firus, 2016, S. 113–115
101 Berceli, 2010
102 Van der Kolk, 2016, S. 295
103 Hanson, 2015
104 Brecht, siehe Zitatnachweis
105 Hanson, 2015
106 Hanson, 2015, S. 105
107 Bohne, 2011, S. 22–24
108 Levine, 2013, S. 50
109 Nijenhuis und Mattheß, 2006, S. 395
110 Chrismon, 6/17, 26
111 Van der Kolk, 2016, S. 324–326
112 Sautner, 2016, S. 67
113 Levine, 1998, S. 262
114 Firus, 2015
115 Spitzer, 2012, S. 303
116 Winterhoff, 2017
117 Firus, 2015
118 Z. B. Chang, 2016, S. 209
119 Spitzer, 2017
120 http://www.cbs.mpg.de/pressemeldung/musik-beruehrt
121 Benedetti, 2011
122 Malejko et al., 2017
123 Spangenberg, 2016
124 Van der Kolk, 2016, S. 413
125 Hüther, 2012, S. 27
126 Spangenberg, 2008, S. 54
127 Ausländer, siehe Zitatnachweis

11. Zitatnachweise

S. 21/22: Mit freundlicher Genehmigung von Konstantin Wecker.
S.79: »Halte nicht ein«, aus: Marie Luise Kaschnitz, »Ein Wort weiter«, Econ Verlag, 1965. © MLK-Erbengemeinschaft München
S.106: »Alles wandelt sich«, aus: Bertolt Brecht, Werke. Große kommentierte Berliner und Frankfurter Ausgabe, Band 15: Gedichte 5. © Bertolt-Brecht-Erben / Suhrkamp Verlag 1993.
S.131: »Geh ich zeitig in die Leere«, aus: Bertolt Brecht, Werke. Große kommentierte Berliner und Frankfurter Ausgabe, Band 15: Gedichte 5. © Bertolt-Brecht-Erben / Suhrkamp Verlag 1993.
S. 115: Robert Gernhardt, Sinngedicht. Aus: ders., Gesammelte Gedichte 1954–2006. © Fischer Verlag GmbH, Frankfurt am Main 2008 (978-3-10-025511-2, Anth.)
S. 160: Rose Ausländer, Wachsen dürfen. Aus: dies., Im Aschenregen die Spur deines Namens. Gedichte und Prosa 1976. © S.Fischer Verlag GmbH, Frankfurt am Main 1984

Bei einigen Texten haben wir leider den Rechtsinhaber nicht ausfindig machen können. Für Hinweise ist der Verlag dankbar.

12. Literatur

Antonovsky, A. (1989). Die salutogenetische Perspektive. Zu einer neuen Sicht von Gesundheit und Krankheit. Medicus 2, S. 51–7.
Antonovsky, A., Franke A. (1997). Salutogenese: Zur Entmystifizierung der Gesundheit. Dgvt-Verlag, Tübingen.
Banaschak, S., Rothschild, M. (2012). Wenn der Hausarzt Zeuge wird. In: Deutsches Ärzteblatt 9.3.2012, B 413.
Bauer, J. (2005). Warum ich fühle, was du fühlst. Intuitive Kommunikation und das Geheimnis der Spiegelneurone. Hoffmann und Campe, Hamburg.
Bayervital Presseportal (2017): http://www.presseportal.de/pm/113164/3670683.
Begley, S. (2010). Neue Gedanken – neues Gehirn. Die Wissenschaft der Neuroplastizität beweist, wie unser Bewusstsein das Gehirn verändert. Goldmann, München.
Benedetti, F. (2011). The patient's brain. The neuroscience behind the doctor-patient relationship, Oxford University Press.
Bielefelder Frauenstudie zu Gewalt in Paarbeziehungen: http://www.bmfsfj.de/RedaktionBMFSFJ/Broschuerenstelle/Pdf-Anlagen/gewalt-paarbeziehungen,property=pdf,bereich=bmfsfj,sprache=de,rwb=true.pdf.
Blättner, Frerick, Müller (2008). Ärzte sollten ganz genau hinschauen. In: Deutsches Ärzteblatt 07.01.2008, B20.
Bode, S. (2009). Kriegsenkel. Die Erben der vergessenen Generation. Klett-Cotta, Stuttgart.
Bode, S. (2011). Nachkriegskinder. Die 1950er Jahrgänge und ihre Soldatenväter. Klett-Cotta, Stuttgart.
Bohne, M. (2011). Bitte Klopfen! Carl Auer-Verlag, Heidelberg.
Böwing, G. et al. (2009). Spätfolgen von Kriegserlebnissen. Brückensymptome, Trauma-Reaktivierung und Retraumatisierung. In: Trauma und Gewalt, Heft 4/2009, S. 294–302.
Brisch, K. H. (2006). Bindung und Trauma – Schutzfaktoren und Risiken für die Entwicklung von Kindern. In: Psychotherapie im Dialog, 4/2006, 7. Jahrgang.
Brisch, K. H. (2008). Bindung und Trauma. Klett-Cotta, Stuttgart.
Brisch, K. H. (2011). Die Wiege der Sicherheit. In: www.gehirn-und-geist.de, 9/2011.
Bühring, P. (2015). Kindesmissbrauch und Kindesmisshandlung: Professuren für den Kinderschutz. In: Deutsches Ärzteblatt 2015; 112(49): A-2075 / B-1713.
Bühring, P. (2017). Kinder von suchtkranken und psychisch kranken Eltern: Sucht ist eine Familienerkrankung. In: Deutsches Ärzteblatt, 2017, 114, Heft 26, 30.06.2017.
Catani, C., Ruck, B. (2012). Misshandelte Frauen. In: Trauma und Gewalt, Heft 1/2012, S. 16–29.

Chang, D.-S. (2016). Mein Hirn hat seinen eigenen Kopf. Rowolt, Reinbek.
Corasanti, M. C. (2016). Der Junge, der vom Frieden träumte. Fischer, Frankfurt a. M.
Courtois, C. A., Ford, J. D. (2011). Komplexe traumatische Belastungsstörungen und ihre Behandlung. Junfermann, Paderborn.
Das, K. (2010). Mit den Augen der Liebe. Eine Autobiographie. Koha, Burgrain.
Domschke, K. (2016). http://www.newsletter-epigenetik.de/katharina-domschke/.
http://www.drogenbeauftragte.de/presse/pressekontakt-und-mitteilungen/2017/2017-2-quartal/ergebnisse-der-blikk-studie-2017-vorgestellt.html.
Eisenberger, N. et al. (2003). Does Rejection Hurt? An fMRI Study of Social Exclusion, Science 10 October 2003: Vol. 302 no. 5643, S. 290–292.
Ende, M. (1973). Momo. Thienemann, Stuttgart.
Felitti, Fink, Fishkin, Anda (2007). Ergebnisse der Adverse Childhood Experience (ACE) – Studie zu Kindheitstrauma und Gewalt. In: Trauma und Gewalt, Heft 2/2007, S. 18–32.
Firus, C. (1992). Der Sinnbegriff der Logotherapie und Existenzanalyse und seine Bedeutung für die Medizin. Centaurus, Pfaffenweiler.
Firus, C. (2015). Verabredung mit dem Glück. So stärken Sie Ihre seelische Widerstandskraft. Patmos, Ostfildern.
Firus, C. (2016). Wieder Land sehen. Selbsthilfe bei Depressionen. Patmos, Ostfildern.
Firus, Schleier, Geigges, Reddemann (2012). Traumatherapie in der Gruppe, Klett-Cotta, Stuttgart.
Fischer, G., Riedesser, P. (1998). Lehrbuch der Psychotraumatologie. Ernst Reinhard, München.
http://fra.europa.eu/en/publication/2014/violence-against-women-eu-wide-survey-main-results-report.
Frankl, V. (1982). Trotzdem ja zum Leben sagen. dtv, München.
Frankl, V. (1984). Der leidende Mensch, Anthropologische Grundlagen der Psychotherapie. Hans Huber, Bern – Stuttgart – Toronto.
Frankl, V. (1985). Ärztliche Seelsorge. Grundlagen der Logotherapie und Existenzanalyse. Fischer, Frankfurt.
Franz, M. Traumatische Kindheit – ihre Folgen für das Erwachsenenleben. In: Psychotherapie im Dialog, 1/2006, S. 83–88.
Fuchs, Th. (2017). Zwischen Psyche und Gehirn. In: Der Nervenarzt 5/2017, S. 520–527.
Gaschler, K. (2011). Kinder brauchen Nähe, in: www.gehirn-und-geist.de, 11/2011.
Gast, U. et al. (2006). Die dissoziative Identitätsstörung – häufig fehldiagnostiziert. In: Deutsches Ärzteblatt, Heft 47, 11/06, B2781–2787.
Gast, U. (2017). Vortrag über dissoziative Störungen und ihre Behandlungsmöglichkeiten am 16.11.17 in der Rehaklinik Glotterbad.
Gebler, F. A. und Maercker, A. (2007). Expressives Schreiben und Existentialität bei der Bewältigung traumatischer Erlebnisse. Eine erste Interventionsstudie, In: Trauma und Gewalt, 1/2007, S. 264–272.

Grant and Glueck Study, http://www.adultdevelopmentstudy.org/grantandglueckstudy.
Grawe, K. (2004). Neuropsychotherapie. Hogrefe, Göttingen.
Grunwald, M. (2012): Haptik: Der handgreiflich-körperliche Zugang des Menschen zur Welt und zu sich selbst. In: Werkzeug – Denkzeug. (Hrsg.) Thomas H. Schmitz. Transcript Verlag.
Hanson, R. (2015). Das Gehirn eines Buddha. Arbor, Freiburg i. Breisgau.
Hanson, R. (2017). Die Welt zu einem besseren Ort machen. Im Newsletter »Just one thing« 01.06.2017.
Hanswille, R., Kissenbeck, A. (2010). Systemische Traumatherapie. Carl-Auer, Heidelberg.
Häfner, S. et al. (2001). Psychosoziale Risiko- und Schutzfaktoren für psychische Störungen: Stand der Forschung. In: Psychotherapeut 6–2001, 403–408.
Häuser, W., Schmutzer, G., Brähler, E., Glaesmer, H. (2011). Misshandlungen in Kindheit und Jugend. Ergebnisse einer Umfrage in einer repräsentativen Stichprobe der deutschen Bevölkerung. In: Deutsches Ärzteblatt 2011; 108(17): S. 287–94.
Hiltl, M. et al. (2009). Spurensuche: Psychische Entwicklung der Großstadtkinder aus dem 2. Weltkrieg. In: Psychother Psych Med 2009, 59: S. 409–415.
Huber, M. (2011). Viele sein. Ein Handbuch. Junfermann, Paderborn.
Huber, M. (2017) Interview in der Luzerner Zeitung vom 09.05.2017.
Hüther, G. (2006). Die Macht der inneren Bilder. Vandenhoeck & Ruprecht, Göttingen.
Hüther, G. (2012). Selbstheilungskräfte aktivieren. In: Deutsches Ärzteblatt, Jg. 109, Heft 9, B363–364.
Hüther, G., Sachsse, U. (2007). Angst – und stressbedingte Störungen. In: Psychotherapeut, 3/2007, S. 166–179.
Hüther, G., Korittko, A., Wolfram, G., Besser, L. (2010). Neurobiologische Grundlagen der Herausbildung psychotrauma-bedingter Symptomatiken, in: Trauma und Gewalt, Heft 1/2010, S. 18–31.
Jachertz, A. und J. (2013). Psychische Erkrankungen: Hohes Aufkommen, niedrige Behandlungsrate. In: Deutsches Ärzteblatt, Jg.110, Heft14, B577–579.
Kabat-Zinn, J. (2006). Interview in der Zeitschrift Psychotherapie im Dialog.
Kabat-Zinn, J. (2011). Gesund durch Meditation. Knauer, München.
Klengel, T. et al. (2013). Allele-specific FKBP5 DNA demethylation gene-childhood trauma interactions. Nature Neuroscience, 16, S. 33–41. Doi:10.1038/nn.3275.
https://kurier.at/stars/traurige-enthuellungen-ueber-cary-grant-in-neuer-doku-becoming-cary-grant/265.413.479; 2017.
Kuwert et al. (2010). Sexualisierte Gewalt im 2. Weltkrieg. In: Trauma und Gewalt, 1/2010, S. 10–16.
Levine, P. (1998). Trauma-Heilung. Das Erwachen des Tigers. Synthesis, Essen.
Levine, P. (2013). Vom Trauma befreien. Wie Sie seelische und körperliche Blockaden lösen. Kösel, München.
Malejko, K., Abler, B., Plener, P. L., Graf, H., Straub, J (2017). Neuronale Korrelate psychotherapeutischer Behandlung bei Patienten mit posttraumatischer

Belastungsstörung. In: Nervenheilkunde, 9/2017, Schattauer, Stuttgart, S. 726–734.

Mattheß, H., Sack, M. (2010). Bewährte und nützliche Strategien in der Behandlung von Patienten mit komplexen dissoziativen Störungen. In: Persönlichkeitsstörungen. Schattauer, Stuttgart, S. 104–116.

Mattejat, F., Remschmidt, H. (2008). Kinder psychisch kranker Eltern. In: Deutsches Ärzteblatt, Heft 23, 6/08, S. 413–418.

Meibert, P., Michalak, J., Heidenreich, Th. (2011). Achtsamkeitsbasierte Stressreduktion in der Klinischen Anwendung. Psychother Psych Med 61, S. 328–332.

Michalsen, A. (2017). Heilen mit der Kraft der Natur. Meine Erfahrung aus Praxis und Forschung. Insel Verlag, Berlin.

Nijenhuis, E., Mattheß, H. (2006). Traumabezogene Strukturelle Dissoziation der Persönlichkeit. In: Psychotherapie im Dialog, 4/06, S. 393–398.

Noll-Hussong, M., Gündel, H., Sack, M. (2011). Die Schatten der Vergangenheit. Chronischer Schmerz bei einer Vorgeschichte von frühkindlicher sexueller Gewalt aus neurobiologischer Sicht. In: Trauma und Gewalt, Heft1/2011, S. 68–71.

Opitz-Gerz, A. (2008). Die Bedeutung der Körperdimension für die Traumaarbeit. In: Trauma und Gewalt, Heft 4/2008, S. 278–287.

Peichl, J. (2009). Neurogene Reaktion auf Bedrohung, Liebesbindung und traumatische Opfer-Täter-Bindung. In: Trauma und Gewalt, 3. Jahrgang, Heft 01/2009.

Peichl, J. (2010). Innerer Kritiker, innerer Verfolger und Täterintrojekt. In: Trauma und Gewalt, 4. Jahrgang, Heft 04/2010.

Plener, P. L. et al. (2017). Auswirkung von Missbrauch, Misshandlung und Vernachlässigung im Kindesalter auf die psychische und physische Gesundheit im Erwachsenenalter. In: Nervenheilkunde, 3/2017, S.161–169.

Priebe, K. et al. (2009). Dissoziative Störungen. In: Fortschr Neurol Psychiat. 2009, S. 595–606.

Radebold, H. (2012). Männergesundheit: Keine Rücksicht auf den eigenen Körper. In: Deutsches Ärzteblatt, Jg. 109, Heft 33–34, B1372–74.

Radebold, H. (2015). Spurensuche eines Kriegskindes. Klett-Cotta, Stuttgart.

Rampe, M. (2010). Der R-Faktor: Das Geheimnis unserer inneren Stärke. Norderstedt, Books on Demand GmbH.

Ray, R. A. (2010) Die Intelligenz des Körpers. Buddhistisch inspirierte Körperarbeit als Schlüssel zur Heilung und Selbstverwirklichung. Windpferd.

Reddemann, L. (2001). Imagination als heilsame Kraft. Zur Behandlung von Traumafolgen mit ressourcenorientierten Verfahren. 16.Aufl. 2012. Klett-Cotta, Stuttgart.

Reddemann, L. (2006). Überlebenskunst. Klett-Cotta, Stuttgart.

Reddemann, L. (2011). Psychodynamisch Imaginative Traumatherapie, PITT – Das Manual. Klett-Cotta, Stuttgart.

Reddemann, L. (2015). Kriegskinder und Kriegsenkel in der Psychotherapie: Folgen der NS-Zeit und des Zweiten Weltkriegs erkennen und bearbeiten – Eine Annäherung. Klett-Cotta, Stuttgart.

Reddemann, L. Eigene homepage: http://www.luise-reddemann.de.
Rüegg, J. (2009). Traumagedächtnis und Neurobiologie. Konsolidierung, Rekonsolidierung, Extinktion. In: Trauma und Gewalt, Heft 1/2009, S. 6–16.
Sachsse, U. (2004). Traumazentrierte Psychotherapie. Schattauer, Stuttgart.
Sautner, T. (2016). Fuchserde. Aufbauverlag, Berlin.
Schaitz, C., Kröner, J., Graf, H., Sosic-Vasic, Z. (2017). Zum Einsatz und Nutzen mentaler Bilder oder Imaginationen in der kognitiven Verhaltenstherapie. In: Nervenheilkunde 09/2017, Schattauer, Stuttgart, S. 719–725.
Schepker, R. (2008). Nicht wegschauen, sondern handeln. In: Deutsches Ärzteblatt, 18.4.2008, B 727, S. 836–839.
Schwartz, R. C. (2004). Systemische Therapie mit der inneren Familie. 5.Aufl. 2007. Klett-Cotta, Stuttgart.
Schmidt, G. Persönliche Mitteilung während eines Seminars in Heidelberg 2004.
Seifer, Heinemann, Püschel (2006). Frauen und Kinder als Opfer häuslicher Gewalt. In: Deutsches Ärzteblatt, 18.8.2006, B1872.
Seiffge-Krenke, I. (2006). Kindliche Entwicklung: Wissenswertes für Psychotherapeuten. In: Psychotherapie im Dialog, 1/2006, S. 3–8.
Seligman, M. (2002). Der Glücksfaktor. Bastei Lübbe, Bergisch-Gladbach.
Spangenberg, E. (2008). Dem Leben wieder trauen. Patmos, Düsseldorf.
Spangenberg, E. (2016). Behutsame Trauma-Integration (TRIMB). Belastende Erfahrungen lösen mit Atmung, Bewegung und Imagination, Klett-Cotta, Stuttgart.
Spitzer, M. (2012a). Groß in Facebook, klein im Gehirn? Gehirnforschung zu sozialen Netzwerken. In: Nervenheilkunde 5/2012, S. 299–304.
Spitzer, M. (2012b). Digitale Demenz. In: Nervenheilkunde 7–8/2012, S. 493–497.
Spitzer, M. (2017). Geben macht glücklicher und ist gesünder als Nehmen, in: Nervenheilkunde 6/2017, S. 413–415.
Spitzer, C. et al. (2014). Teststatistische Überprüfung der Dissociative Experiences Scale-Taxon (DES-T). In: Psychother Psych Med.
Stilger, K. (2012). Traumatische Gewalt und Folgestörungen bei betroffenen Frauen, in: Trauma und Gewalt, Heft 1/2012, 48–60.
Unabhängiger Beauftragter für Fragen des sexuellen Kindesmissbrauchs (2017): Jetzt handeln. Programm zur konsequenten Bekämpfung von sexueller Gewalt gegen Kinder und Jugendliche und deren Folgen. https://www.unicef.de/blob/152356/b1c11747e12a2310f4136513ec28619a/a-familiar-face--violence-in-the-lives-of-children-and-adolescents-data.pdf.
Van der Hart, O., Nijenhuis, E. R. S., Steel, K. (2008). Das verfolgte Selbst. Junfermann, Paderborn.
Van der Kolk, B. (2010). Vorwort zu: St. Porges: Die Polyvagal-Theorie – Neurophysiologische Grundlagen der Therapie. Junfermann, Paderborn.
Van der Kolk, B. (2016). Verkörperter Schrecken, Probst, Lichtenau/Westfalen.
Vogel, M. et al. (2009). Dissoziation und schizophrene Störungen. In: Trauma und Gewalt, Heft 2/2009, S. 148–155.
Wendt, C. et al. (2012). Wie traumatisiert sind die Kinder des 2. Weltkrieges? In: Psychother Psych Med 2012, 62: S. 294–300.

Wingenfeld, K. et al (2010). Die deutsche Version des Childhood Trauma Questionnaire (CTQ): Erste Befunde zu den psychometrischen Kennwerten. In: Psychother Psych Med 2010, 60:S. 442–450.

Winterhoff, M. (2017). Das ist Gift für die Psyche der Kinder. Interview in der Badischen Zeitung, Freiburg, vom 14.8.2017.

Wöller, W. (2006). Störungen der Emotionsregulierung bei komplexen Traumafolgestörungen. In: Nervenarzt 2006, S. 327–332.

Zemp, M. (2013). Transgenerationale Aspekte und geschlechtsspezifische Folgen der zwei Weltkriege in Deutschland, Hintergrund Informationen zum Vortrag bei »Fortschritte« Hamburg am 14.06.2013.

Ziegenhain, U. (2009). Frühe Bindungserfahrung und Trauma. In: Trauma und Gewalt, Heft 2/2009, S. 136–147.